DE

L'OPÉRATION DU TRÉPAN

DANS

LES PLAIES DE TÊTE.

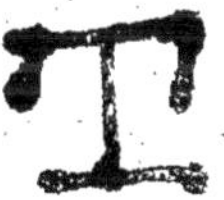

OUVRAGES DE M. VELPEAU

QUI SE TROUVENT CHEZ LE MÊME LIBRAIRE.

Imprimerie d'Hippolyte TILLIARD, rue de la Harpe, n. 88.

DE

L'OPÉRATION DU TRÉPAN

DANS LES

PLAIES DE TÊTE.

Par A. A. M. L. VELPEAU,

CHIRURGIEN DE L'HOPITAL DE LA PITIÉ.

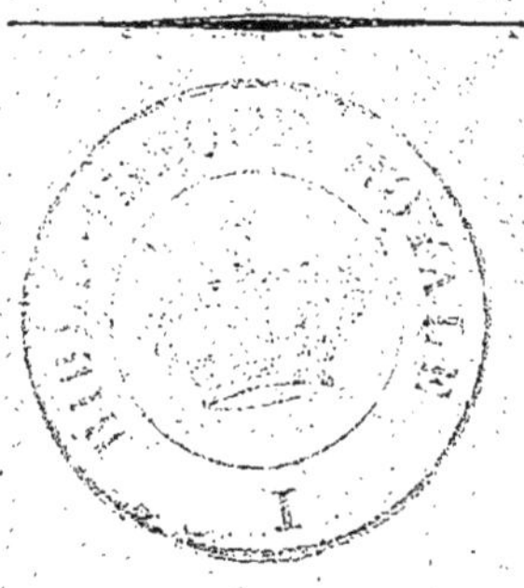

PARIS.

J. B. BAILLIÈRE, LIBRAIRE,

RUE DE L'ÉCOLE DE MÉDECINE, N° 13 (bis).

A LONDRES, MÊME MAISON, 219, REGENT-STREET.

1834.

DE L'OPÉRATION DU TRÉPAN

DANS

LES PLAIES DE TÊTE.

AVANT-PROPOS

SUR CETTE QUESTION :

Dans les plaies de tête, indiquer les cas qui exigent l'opération du trépan, faire connaître les suites de cette opération ?

Pratiquée dès la plus haute antiquité, admise par les uns, repoussée par les autres, l'opération du trépan dans les plaies de tête est une des opérations qui ont le plus occupé les chirurgiens depuis Hippocrate jusqu'à nous. La fréquence, la gravité des maladies dont elle a semblé devoir être le remède principal, la haute importance de l'organe qu'elle a pour but de soustraire aux dangers qui le menace, les effets en quelque sorte miraculeux qui en résultent parfois, expliquent d'ailleurs suffisamment le rang qu'elle a pris dans la science, et font du sujet que j'ai à traiter une des questions les plus vastes et les plus difficiles de la chirurgie. Cette question a suscité tant de travaux, tant de débats, qu'on aurait droit de la croire définitivement jugée; tant d'hommes justement célèbres en ont fait l'objet de leurs méditations qu'il n'est plus guère possible maintenant de l'aborder sans en être en quelque sorte effrayé; enfin, un point de doctrine qui a de tout temps divisé le monde chirurgical, auquel l'Académie de chirurgie a consacré tant de séances, de mémoires et de prix, ne peut être convenablement éclairé en quelques jours. Cependant, puisque les circonstances m'obligent à le discuter, je vais en rechercher les difficultés. Il ne me sera pas donné de les résoudre, sans doute, mais j'aurai du moins le courage de les attaquer franchement dans le cercle qui m'est prescrit. Du reste, si, telle qu'elle est posée, la question du trépan embrasse presque tout ce qui est relatif aux blessures du crâne, elle permet aussi de se restreindre dans de certaines limites et de s'en tenir à ce qui concerne les indications de l'opération. Pressé par le temps, je me vois forcé de la prendre uniquement sous ce dernier point de vue. Je ne m'occuperai, en conséquence, ni des plaies de tête proprement dites, ni du manuel de la trépanation.

Dans une première partie de mon travail, je résumerai l'histoire de l'art sur ce point. Dans la seconde, j'exposerai avec détails les principes auxquels je crois qu'on devrait s'arrêter dans les applications du trépan. La troisième partie sera consacrée a l'examen critique des doctrines professées de nos jours sur la même question. Enfin, je terminerai par quelques remarques sur les suites possibles de l'opération. Je n'ai pu accorder qu'un petit nombre de pages à la 1re et à la 4e de ces sections. L'une ne m'eût offert que peu d'intérêt et l'autre aurait exigé des expériences auxquelles il ne m'était pas possible de me livrer. Je voulais d'ailleurs m'appesantir sur la 2e, la 3e et la 4e, de manière à en rappeler toute l'importance. Ces deux points du sujet ont été tellement négligés en France depuis Desault, que j'ai cru n'être pas inutile en leur donnant une grande attention, et qu'on me pardonnerait d'avoir essayé de les remettre un moment à l'ordre du jour.

PREMIÈRE PARTIE.

COUP D'OEIL HISTORIQUE.

Nous ne savons rien sur le trépan avant Hippocrate, mais nous savons qu'Hippocrate trépanait ; or, en lisant les belles descriptions qu'il a laissées sur les plaies de tête et les sages préceptes qu'il établit pour leur traitement, on ne peut douter que l'opération du trépan ne fût connue avant lui. Ce qu'il en dit ne peut être que le résumé de longues et de nombreuses observations. Il est remarquable pourtant qu'Homère ne fasse trépaner aucun de ses héros ! Les blessures qui atteignent le crâne, *os sublime*, ayant dû être en tout temps de nobles et de poétiques blessures.

Une autre réflexion afflige l'esprit à la lecture du *Traité sur les blessures de la tête*, c'est que ces questions d'abord si nettement posées, si heureusement commencées ont reçu depuis tant de siècles si peu de lumière, que l'on a pu de notre temps dire, avec raison, *qu'il règne sur ce sujet la plus grande obscurité* (Gérard, thes. str. 1802), que l'étude des plaies de tête n'est qu'un labyrinthe. *Si capitis læsionum, quæ exstant, fide dignissimas historias attento animo perpendere velis, intricatissimùm sanè hic intrabis labyrinthum.* (*Metzger, de læsionibus capitis*, p. 47, etc.)

Hippocrate ne considérait le trépan que comme une dernière ressource, comme un de ces moyens désespérés auxquels il vaut mieux avoir recours que d'abandonner le malade à une mort certaine.

« Après s'être assuré, au moyen de la sonde » ou de toute autre manière, qu'une fente pé» nètre dans l'intérieur du crâne, il faut avoir » recours au trépan avant le troisième jour, en » été. »

Il enseignait aussi qu'il ne fallait pas du premier coup arriver à la dure mère ni achever la section de l'os entièrement.

Car cette membrane demeurant trop longtemps à l'air est sujette à se flétrir et à tomber en pourriture ; au moyen de cette précaution on évite de blesser la dure mère avec la scie, et il n'y a pas le moindre risque à courir ; parce que la portion qu'on laisse sans être divisée, étant excessivement mince, se détache bientôt après si on a soin de l'ébranler avant de retirer l'instrument. Mais si on n'a pas reçu le malade dès le principe, si on le reçoit des mains d'un autre, il faut scier l'os complètement ayant l'attention de retirer souvent l'instrument, pour examiner la profondeur de la voie.

Ailleurs il est évident qu'Hippocrate recommande le trépan, non-seulement pour enlever quelques portions séparées d'un os, mais encore pour donner passage aux humeurs. (*De vuln. capitis*, pag. 904.)

Celse (*de re med.*, lib. 8, ch. 4), moins partisan du trépan qu'Hippocrate, enseigne qu'avant d'y recourir il faut essayer de l'emploi de quelques autres médicaments, tels qu'emplâtres composés. Cet auteur parle des épanchements de sang sans lésion de l'os, dont il n'est fait aucune mention dans Hippocrate, et il regarde ce cas comme un de ceux auxquels le trépan est applicable.

Soranus (*è collectione nicetœ*, p. 45), donne quelques préceptes assez semblables à ceux de Celse.

Archigène a traité du sang épanché entre les deux tables des os du crâne, qu'il compare au sang extravasé sous les ongles, et du sang épanché entre la table interne et la dure mère. Il assigne à chacun de ces accidents leurs symptômes particuliers et prescrit d'y remédier par le trépan perforatif.

Les préceptes d'Héliodore(*Collec. Nicet.*) pour

raient être avoués par les meilleurs chirurgiens de nos jours. Néanmoins il est un de ceux qui craignirent de trépaner sur les sutures.

Galien suivit sur les plaies de la tête la même doctrine qu'Hippocrate; il enseignait que les sutures avaient pour usage de borner les fractures. Il modifia les instruments du trépan qui, jusqu'alors, avaient été la tarrière et les ciseaux; mais il n'établit aucun précepte nouveau sur les indications de cette opération, si ce n'est que les chairs fongueuses qui croissent et se reproduisent sur les os du crâne sont un symptôme de la lésion des méninges; cette observation a depuis été truovée vraie.

Paul d'Égine n'a rien dit qui ne se trouve dans Galien et les auteurs précités. Il a été lui-même copié par les Arabes Avicennes et Ali Abas. Albucasis est le premier qui recommande de faire mouvoir la tarrière avec la main, et non avec l'archet, dont on s'était servi jusqu'à lui. C'est l'emploi de cet archet qui donna lieu au précepte d'Hippocrate de retirer souvent l'instrument et de le tremper dans l'eau afin de l'empêcher de s'échauffer. En effet, les tarrières mises en jeu au moyen d'un archet étaient susceptibles de s'échauffer promptement.

Pendant un assez long temps, l'usage du trépan paraît en quelque sorte abandonné. Anselme de Janua, Henri, Lanfranc, quelques chirurgiens de Padoue, presque tous les Français et les Anglais réunissent leurs efforts pour obtenir promptement la régénération et la consolidation des chairs, avec du bon vin et des bandages convenables. C'est probablement à cette époque que l'usage du trépan fut abandonné à ces charlatans que Sylvaticus désigne sous le nom de *circulatores*. Les procédés mis alors en usage sont assez bien reproduits dans ce passage extrait de François Martel, qui écrivait un peu plus tard, vers l'an 1601 (*Apologie pour les chirurgiens de Lyon*). Le chapitre est trop curieux, par les questions de pratique qu'il contient, pour que je ne l'insère pas ici en entier.

Fractures du crâne sans enfoncement et plaies, copié de François Martel (1601).

1er *paradoxe*. « Les playes de testes ne doivent être si souvent découvertes.

2e *paradoxe*. « La prastique ordinaire est de descouvrir la fracture qui est à l'os de la teste aussitôt qu'il y en a quelque apparence. On fait une grande incision en croix, et descouvre on de l'os plus qu'il ne faut. Après on a accoustumé de descouvrir, c'est-à-dire de panser une ou deux fois le jour les playes de teste. Je dis que la fracture simple de la teste se peut guérir sans estre descouverte, et que le moins qu'on peut panser les playes de teste, c'est-à-dire les monstrer à l'air c'est le meilleur. Ce sont deux points que je veux prouver : quant au premier, je dis comme autres os une simple fente, sans qu'il y ait playes à la chair, se remet par l'aide seule de la nature. Aussi aux os de la teste, pourvu que rien ne presse la dure-mère, la simple fracture se remettra, et qu'il ne sert de rien de le descouvrir ny de faire une incision. Hippocrate semble confirmer ceste opinion en son livre des playes de teste, et Vidus Vidius aussi en son commentaire, comme fait aussi un italien nommé Arceus. Je l'ai souvent pratiqué et m'en suis bien trouvé. A Rouen, un garçon de la cuisine du roy eust une grande fracture à la teste, tous mes compagnons estaient d'aduis de descouurir l'os, j'opiniatrais seul au contraire, et mis seulement un bon emplastre sur la teste, que j'y laissay huit jours entiers sans le bouger. Il guesrit parfaitement et se porte bien pour le jourdhuy. Quant à l'autre point, je dy qu'il ne faut point si souuent panser les playes, pour ce que lors que le médicament commence à faire son effet tu l'otes, et puis l'air extérieur offence merveilleusement les os, empesche la suppuration qui est un ouvrage de la seule chaleur naturelle, laquelle tu fais exhaler par ceste si fréquente descouuerte, empesche la régénération de la chair, et du callus, qui se doit faire.

3e *paradoxe*. L'os de la teste descouvert, doit estre le plus promptement possible couuert qu'il se pourra et ne faut toujours attendre l'exfoliation.

C'est une erreur bien grande d'attendre que l'os

s'exfolie, et de le charger de ces gros rondeaux de charpy qui sons durs comme bois, je dis qu'il le faut promptement couvrir de sa chair, et que plusieurs blessés meurent attendant que l'exfoliation se fasse : or, j'enseigneray un moyen prompt et assuré pour couurir l'os. Il faut prendre le trépan avec son aiguille et faire plusieurs petits trous qui pénétreront jusques au déploé, tu uerras incontinent par ces petits trous sortir et renaistre la chair qui recouurira ton os. J'ai souvent fais ceste pratique, et auec un heureux succès. Et puis pourquoy ueux-tu que l'os s'exfolie toujours s'il n'est gasté et altéré? ce qui l'altère et qui le noircit est dans l'intérieur, et pourquoi le présentes-tu si souuent à l'air? laisse-le couuert de ton médicament et le couure le plus promptement que tu pourras de sa chair. S'il est fort noircy et comme pourry, j'advoue qu'il le faut oster, pour ce que le vif et le mort qui différent en espèces ne peuuent demeurer ensemble : mais s'il demeure en sa blancheur, esgalité et polissure, comme tu le peux faire demeurer, couure le quant et quand par l'artifice que je t'ai enseigné. »

4ᵉ *paradoxe*. Il bannit les tentes.

5ᵉ *paradoxe*. La plus grande partie des playes, se peut guérir par un seul remède, qui est l'eau commune ou l'huile. »

Lorsque les sciences commencèrent à être mieux cultivées, le trépan fut remis en honneur, c'est-à-dire en d'autres mains, aux mains de

Gui-de-Chauliac, de Bérenger de Carpi et d'Ambroise Paré.

Gui-de-Chauliac, comparant les doctrines différentes des anciens avec les modifications que ses contemporains avaient apportées au traitement des plaies de tête, pensa qu'il serait inconséquent d'abandonner les opinions des anciens pour croire sans preuves aux paroles de quelques innovateurs.

Béranger de Carpi trépanait pour rélever les os enfoncés qui comprimaient le cerveau ou piquaient la dure-mère. Dans le cas d'une simple fente, il se décidait d'après l'habitude du sujet. Si c'était une personne faible, cacochyme, peu docile aux ordres du médecin, il en venait de suite à l'opération, bien qu'il ne parût encore aucun accident. Était-ce au contraire un homme fort, vigoureux, tempérant, il s'en tenait à la saignée et aux calmants, et persistait dans le même traitement, s'il ne se manifestait aucun symptôme fâcheux. Il trépana sur le temporal malgré le précepte de Galien, et sur les sutures malgré Hippocrate.

Paré adopta la doctrine d'Hippocrate, mais il l'éclaira par des détails pratiques et par des observations nouvelles. Il constata que les vomissements, le coma, regardés jusqu'alors comme signes des fractures du crâne, pouvaient avoir lieu sans fracture, et que le crâne pouvait être fracturé sans manifester aucun de ces symptômes. On recommandait de faire mâcher aux blessés une tige de férule ou d'asphodèle ; dans des cas pareils,

Lanfranc disait que le crâne fracturé rend un son de pot cassé; Guy de Chauliac recommandait de faire vibrer un fil entre les dents du malade; mais les signes qu'on peut retirer de ces épreuves, dit le chirurgien français, sont *grandement conjecturatifs*. Il confirme l'existence des fractures par contre-coup. (Lib. 8, ch. 19.)

Fabrice d'Aquapendente conseilla de trépaner dans toute fracture, lorsqu'il n'existe pas d'ouverture suffisante pour donner issue à la sanie (Opérations chirurgicales, lib. II, ch. XIV et 49). Il donne la description des instruments.

Fabrice de Hilden, ne veut trépaner qu'à la suite des accidents consécutifs, à moins que ce ne soit pour relever les os enfoncés. (Observation médico-chirurgicale, cent. 6.) Il trépana dans un cas avec succès, deux ans après l'accident.

Pierre de Marchettis, n'est pas d'accord avec lui-même; tantôt (observation 12, page 17) il reproche à des chirurgiens de n'avoir pas trépané dans le cas deperte de connaissance, tantôt (observation 15, page 25) il dit qu'en pareil circonstance le cas n'est pas urgent, et que l'opération peut être différée. Du temps de Dionis (cours d'op., page 481, 520), on trépanait déjà en France, non-seulement pour tous les cas de fracture, mais même pour la simple dénudation des os. Le premier il parle de l'influence des hôpitaux sur les trépanés; et le premier il établit, d'une manière positive, que dans les cas de nécessité on pourra trépaner sur les sutures et les sinus.

Méry (*V.* Garengeot, etc., page 122) regarde la séparation du péricrâne comme un signe que la dure-mère est décollée, qu'il se forme un foyer et qu'il faut trépaner.

Parmi les observations nombreuses de Lamotte, sur les plaies de tête, on ne trouve aucune indication positive pour l'opératon du trépan (Ch. complète, tom. II).

Enfin, paraît J. L. Petit, qui s'attache à déterminer les signes ou mieux les circonstances qui peuvent faire distinguer si les accidents qui surviennent, doivent être attribuées à la commotion ou à l'épanchement ; ou bien s'ils sont produits par l'inflammation, distinction importante, et qui, depuis Hippocrate, est le plus grand événement dans l'histoire du trépan.

La doctrine de Petit fait loi en France. Il est suivi ou précédé par Ledran, Quesnay, Morand, Garengeot, et dans des temps plus modernes, Hugues Ravaton et Sabatier écrivent d'après les mêmes principes.

Le trépan est à la mode; il occupe presque toute l'Académie de chirurgie. Quesnay en formule les indications : il ne faut pas trépaner pour les accidents primitifs, mais pour les accidents consécutifs qui sont la compression et l'inflammation (Mémoires de l'Ac. ch., tom. I, p. 181.).

A peu près à la même époque, Percival Pott, en Angleterre, tranche toutes les discussions ou plutôt les renouvelle en généralisant l'application du trépan à presque tous les cas de plaies de tête. (Œuv. chirurg., tom. I, pag. 19.) Il en prescrit l'usage dès les premiers moments de l'accident : sa doctrine régna en Angleterre comme celle de Petit en France.

Heister commence à penser différemment, et ne veut pas qu'on doive opérer à moins d'y être décidé par des accidents très pressants (Instit. ch., t. 1, lib. 1, cap. 14); il est suivi par Platner (Instit. ch., *de vuln. capitis*, p. 271, an. 1748); B. Bell (Cours complet de chirurgie, tom. 3, p. 163); et Richter (*Traité des plaies de tête*).

Parmi les auteurs qui, durant cette période, écrivirent encore sur les plaies de tête et sur les indications du trépan, nous devons mentionner Bohn (*De trepanat. difficultatibus atque etiam de renunciat. Vulnerum*, pag. 205,); Ruysch (Obs. trait. ch., obs. 60, pag. 56); Van-Swiéten; Morgagni (Epist. 42, n° 20), qui enseigne que le trépan doit être employé avec sagesse ; mais qu'il ne faut pas le rejeter aveuglément (*Ut injustum sit illud prœter modum abhorrere*) ; Manne (Opusc. passim.); Reich (Obs. 221, p. 405); Mauchart (Tom. 9, obs. 59); Eyting (*De consideratione vulnerum cum deperd. substant. Argentor.*, 1770); Abertenfer (*De enthlasi cranii sponte restituta*, *Arg.*; Metzger, (*de læsionibus capitis* 1774); et Ferrein (*Éléments de chirurgie pratique*. Voy. Gérard, Thès., *Strasbourg*, 1802). Jusqu'à présentl'histoire de l'opération du trépan a pu être partagée en trois périodes : la première commence avec Hippocrate, et s'étend jusqu'à Bérenger de Carpi. La deuxième jusqu'à Petit et Le Dran. La troisième a l'ancienne Académie de chirurgie pour centre, et s'étend depuis Garengeot jusqu'à Boyer. Quant à l'histoire contemporaine, elle fera nécessairement partie de la troisième section de mon travail.

DEUXIÈME PARTIE.

PARTIE DOGMATIQUE.

Accidents des plaies de tête, eu égard à l'opération du trépan.

C'est par les accidents qui les compliquent, peuvent les compliquer ou les suivre, et non par elles-mêmes, que les plaies de tête exigent quelquefois l'emploi du trépan. Il faut donc, avant tout, jeter un coup d'œil sur les complications ou les conséquences de ces sortes de blessures, soit qu'elles appartiennent aux parties molles, soit qu'elles comprennent les parties dures, soit qu'elles concernent les unes et les autres en même temps.

CHAPITRE PREMIER.

PARTIES MOLLES.

Les douleurs névralgiques, l'hémorrhagie, les bosses sanguines, l'inflammation, le décollement du cuir chevelu, l'érysipèle, le phlegmon diffus et les abcès, sont, en y joignant le présence

2

des corps étrangers, à peu près les seules complications des plaies de tête bornées aux parties extérieures. Comme le trépan n'est applicable à aucune d'elles et qu'il n'est venu à l'esprit de personne de le conseiller en pareil cas, je n'ai point à m'y arrêter.

CHAPITRE II.

PARTIES DURES.

Les blessures de la partie solide du crâne sont nombreuses et variées ; les suites en sont souvent graves, et peuvent donner lieu à des accidents pour lesquels on a fréquemment réclamé le secours du trépan. Elles se rapportent au péricrâne, à l'os, ou à la dure-mère : ce sont des piqûres, des contusions ou des coupures, nécessairement accompagnées de lésions aux parties molles externes et quelquefois aussi d'atteinte aux méninges et à l'encéphale. Toutes exposent aux mêmes accidents que les plaies externes ; mais elles se compliquent en outre de phénomènes propres qu'il importe sur-tout d'examiner en ce moment.

SECT. Iere. *Contusion.*

§ 1. *Contusion du péricrâne.*

Qu'il y ait ou qu'il n'y ait pas fracture, le péricrâne se sépare souvent des os qui ont été frappés par une violence extérieure : on se l'explique par son peu d'adhésion et par la rupture presque inévitable des petits vaisseaux de sa face profonde. La résolution est, il est vrai, la terminaison ordinaire de cet accident ; mais la suppuration en est aussi quelquefois la suite. Alors l'os se dénude, s'altère, et une couche purulente, ichoreuse, très fluide, en recouvre bientôt la surface dans une étendue variable, quoique assez bien circonscrite, s'il n'y a pas de solution extérieure. Dans le cas de plaies, l'os subit les mêmes altérations et le pus prend encore un plus mauvais aspect; seulement on ne remarque pas de foyer liquide, et les limites du mal sont plus difficiles à déterminer.

Quand la contusion est bornée aux lames externes de l'os, l'affection n'est pas grave. La trépanation serait alors sans but, et augmenterait évidemment les dangers. S'il s'établit une nécrose, elle se sépare à la longue des parties saines, sans qu'il soit besoin de recourir aux perforations de Belloste, ni au trépan exfoliatif d'aucune espèce. La couche mortifiée est d'ailleurs parfois extrêmement mince. Elle était moins épaisse qu'une feuille de papier chez une femme âgée de 60 et quelques années, que j'ai traitée en janvier 1834, à l'hôpital de la Pitié, et qui s'est complétement rétablie. C'est dans des cas de ce genre que l'exfoliation passe en quelque sorte inaperçue, et qu'on a pu en révoquer l'existence en doute. J'ajouterai, du reste, que Rouhault, qui croyait à la revivification des os dénudés ne me paraît pas avoir été combattu par Tenon aussi victorieusement qu'on le croit généralement. J'ai vu deux fois à l'hôpital Saint Antoine, et trois fois à l'hôpital de la Pitié, les os du crâne dénudés, en contact avec le pus pendant dix et quinze jours, ne point s'opposer à la cicatrisation de la plaie, et permettre aux malades de sortir parfaitement guéris au bout d'une semaine. C'est un phénomène au surplus qui est loin d'être rare, et que j'ai observé sur d'autres os: le tibia, les os du nez, les phalanges m'en ont fourni un assez grand nombre d'exemples que je regrette de ne pouvoir consigner ici. On aurait tort d'en être surpris après tout, car des nécroses beaucoup plus profondes peuvent disparaître au sein des parties molles, et n'apporter que de faibles obstacles à la cicatrisation des plaies. D'autres malades m'en ont offert la preuve à la suite d'amputations de jambe. Chez deux l'extrémité du péroné, chez un l'angle du tibia, chez le quatrième la surface des deux os restèrent mortifiés sous nos yeux pendant plus de huit jours, puis se laissèrent emprisonner peu à peu par les bourgeons celluleux, et ne retardèrent en aucune façon la fermeture du moignon. Un jeune amputé du bras m'a mis à même de faire la même remarque, et je possède des observations semblables pour la continuité du péroné, du tibia, du radius, du cubitus, du premier métatarsien, des phalanges, des orteils et des doigts. Il y a donc alors dissolution, et non pas exfoliation insensible. Certaines nécroses peuvent donc disparaître sans séparation du séquestre. On doit donc abandonner la nécrose à elle-même dans un grand nombre de cas, et ne pas trop s'empresser de la détruire par les moyens chirurgicaux. Les os du crâne, plus qu'aucun des autres os peut-être, possèdent cette heureuse ressource. Russel (*on Necrosis*, etc., Edimb. 1794) ne l'avait point ignoré, et j'en ai recueilli moi-même un bel exemple à l'hôpital Saint-Antoine en 1829, chez une femme âgée de 69 ans. Trois abcès, dont le plus gros égalait le volume d'une forte noix, et qu'elle rapportait à des coups reçus plus d'un an auparavant, existaient sur la région syncipitale. J'en fendis un assez largement : le pus était floconneux et grisâtre. Il reposait sur une portion raboteuse d'un blanc terne du frontal. Comme les parois du foyer se recollèrent à la longue sur cette nécrose, je ne fis aux deux autres abcès qu'une simple ponction. Le stylet nous permit de constater qu'ils siégeaient sur une nécrose comme le précédent, et ils disparurent de la même manière.

Ainsi la dénudation simple des os du crâne ou le décollement du péricrâne, repousse l'emploi du trépan, soit perforatif, soit exfoliatif.

Dans quelques cas il ne paraît se faire aucune exfoliation, bien qu'il y ait eu contact prolongé de la surface dénudée avec l'air ou avec le pus. D'autres fois il s'en sépare une lamelle fine que les parties molles détruisent insensiblement ou qui est expulsée au dehors. Chez quelques sujets enfin, la couche mortifiée, quoique fort épaisse, cesse d'exciter la suppuration, et cède elle-même à l'action moléculaire des tissus. Ce sont-là des phénomènes qui enlèvent au péricrâne une grande partie de l'influence qu'on lui attribue dans la reproduction des os ou la formation des nécroses du crâne, et que nous aurons peut-être occasion de rappeler par la suite.

§ 2. *Contusion de la Dure-Mère.*

Les détails précédents démontrent que le décollement du péricrâne peut exister long-temps, et qu'on l'observe en effet assez fréquemment, sans que pour cela l'os doive nécessairement se mortifier au-dessous dans toute son épaisseur, et sans que la dure-mère soit réellement altérée. C'en est assez déjà pour faire ressortir le peu de valeur de cet accident comme indication du trépan, et dans le diagnostic des foyers intérieurs.

Si la blessure est plus profonde, ou si l'altération se transporte d'une surface à l'autre, par l'intermède des filaments rompus qui unissaient la membrane externe avec l'interne, ou de toute autre manière, l'os se mortifie dans toute son épaisseur, et la dure-mère se décolle de la même façon que le péricrâne. Un foyer peut se former alors entre elle et les os, de manière à représenter une espèce d'épanchement; de là, ainsi que nous le verrons plus loin, une des indications les plus formelles de l'opération du trépan. Souvent aussi il ne se dépose là qu'une couche mince de liquide, et le malade n'est affecté que d'une simple nécrose qui peut se détacher à la longue, mais qui, abandonnée à elle même, devient souvent la source d'accidents nombreux, si même elle ne finit pas par amener la mort. Le trépan est le meilleur moyen de prévenir de pareils dangers. Son emploi est d'autant plus positivement indiqué dans ce cas, qu'on est certain d'agir sur le mal et qu'il n'expose presque à aucun risque.

Une nécrose qui comprend toute l'épaisseur des os du crâne, est une cause incessante de mort. S'il est vrai qu'elle reste parfois latente et en quelque sorte ignorée de l'organisme pendant des mois ou même des années, il l'est aussi que sa présence peut amener des abcès, des érysipèles, des fusées purulentes au dehors, des foyers ichoreux, l'inflammation des méninges ou du cerveau à l'intérieur. Le trépan n'eût-il d'autres avantages alors que d'offrir une issue aux liquides qui suintent ou peuvent suinter du côté de la dure-mère, il ne faudrait pas hésiter à y recourir; mais il peut faire mieux, il peut enlever la totalité du mal et mettre la nature à même de procéder activement à la fermeture du crâne. Pour moi, je suis disposé à soutenir qu'une nécrose des deux tables des os du crâne est par elle-même, qu'elle soit ou non accompagnée de phénomènes de compression, une indication fondée de trépanation. Entre autres faits que je pourrais invoquer à l'appui de mon opinion, en voici trois que je ne me rappelle pas sans quelques regrets.

Première observation.

Un garçon âgé de 16 ans se heurta violemment l'occiput, en se relevant sans précaution, contre le manteau d'une cheminée. Les signes de commotion qui eurent lieu sur-le-champ se dissipèrent bientôt, et le malade se crut guéri dès le lendemain ; cependant la petite plaie ne se cicatrisa point, et au bout de quelques mois on reconnut qu'elle reposait sur une portion nécrosée de l'occipital. D'autres symptômes survinrent du côté de la région cervicale, et la mort arriva vers la fin du 9e mois. Or, la nécrose qui, baignant dans le pus par ses deux faces, n'avait qu'un pouce de diamètre, eût été facile à enlever, et n'avait encore subi qu'un très léger travail d'élimination. Je ne dis pas que son extraction effectuée à temps eût prévenu avec certitude les accidents dont le rachis est devenu le siége, mais au moins on aurait évidemment soustrait ainsi ce jeune homme à l'une des causes de sa mort ; et qui ne voit que si cette cause eût existé seule comme on le rencontre souvent, le trépan l'eût complètement détruite ?

Deuxième observation.

On amena dans mes salles, au commencement de l'année 1833, une femme âgée de 62 ans, qui portait au-dessus de la bosse pariétale gauche, une plaie, accompagnée de fracture et de nécrose dans l'étendue d'environ 15 lignes. Cette blessure datait de trois semaines et résultait d'un coup de pelle de cheminée. L'intelligence de la malade était altérée; il y avait de la somnolence, de l'hébétude, mais pas de paralysie. Je n'ai pas cru devoir employer le trépan. 15 jours après, des symptômes de méningite se manifestèrent tout-à-coup, et la mort ne tarda pas à survenir. Une couche semi-purulente se remarquait sur différents points des hemisphères. Le point des lobes antérieurs correspondant à la blessure était en suppuration, et la dure-mère grisâtre et perforée. La nécrose eût été facile à cerner et elle offrait du côté de la table interne quelques lignes de plus qu'au dehors. On ne voyait aucun décollement à la circonférence de la plaie.

Troisième observation.

Un paysan, qui me fut adressé par M. Lallement, et qui avait reçu un coup de marteau à côté de la bosse occipitale, entra dans mon service au mois d'octobre 1833. Une nécrose se remarquait aussi au fond de la plaie; mais, comme il n'existait pas d'accidents, je ne crus pas non plus devoir recourir au trépan. Quelques symptômes inquiétants alternèrent avec un état de bien être parfait pendant six semaines. Au bout de ce temps une méningite violente se déclara et se termina comme dans le cas précédent. L'ouverture du cadavre donna lieu aux mêmes remarques, si ce n'est qu'il y avait près de deux cuillerées de pus ichoreux entre la dure mère et les os

J'ai peine à me défendre de l'idée que, si ces deux derniers malades avaient été trépanés avant le développement de la phlegmasie cérébrale, ils eussent probablement survécu, et j'avoue qu'en pareil cas je serais moins timide actuellement. Cullerier (*Ann. des hôpit.* t. 1, p. 458) parle d'un malade auquel on appliqua cinq couronnes de trépan pour une nécrose, puis d'un autre (p. 464) qui exigea deux perforations pour le même mal et qui guérirent, bien que le foyer sous-jacent pénétrât jusque dans le cerveau.

Sect. II. *Fractures.*

Au crâne, toutes les variétés de fractures méritent d'être examinées séparément pour l'objet qui nous occupe. Il faut donc passer successivement en revue les fractures de la table externe seule, de la table interne seule, des deux tables ensemble, les fractures en forme de fente ou de fêlure, et les fractures multiples ou rayonnées, les fractures sans déplacement et les fractures avec déplacement. Je dirai par anticipation que toutes peuvent exiger le trépan, mais qu'aucune ne le réclame absolument par elle-même.

§ 1er. *Table externe.*

Les os du crâne étant composés de deux lames très fragiles, entre lesquelles se trouve une troisième couche plus raréfiée, ont paru susceptibles de se briser dans chacune de leur face isolément. Le fait me paraît incontestable, pour la couche externe, du moins dans quelques régions spéciales, les sinus frontaux par exemple, et les bosses pariétales, partout enfin où le diploé existe en abondance et là où les deux lames compactes sont fortement écartées.

Les fractures de cette sorte, produites par instrument piquant ou par instrument tranchant, sont en général trop simples pour indiquer l'emploi du trépan. Elles se traitent et guérissent exactement à la manière des plaies des parties molles, toutes les fois qu'il n'y a qu'une fente soit perpendiculaire, soit oblique, et que la portion d'os est encore assez solidement fixée pour se maintenir d'elle-même en place. Si le fragment osseux se trouve entièrement détaché, on peut tenter de le réappliquer à l'instar de Paré, ou, mieux comme le fit Béranger et comme le veut Delpech, l'enlever tout-à-fait pour réunir ensuite avec plus d'exactitude le lambeau des parties molles.

Celles de ces fractures qui dépendent d'un corps contondant, exposent à des suites sensiblement plus graves. L'écrasement du diploé et le sang qui en infiltre les mailles font que la suppuration de l'os est alors presque inévitable. On a par conséquent à craindre, comme dans le simple décollement du péricrâne, la dénudation à l'extérieur, la suppuration à l'intérieur et la nécrose de l'os brisé. Cependant comme il arrive souvent que la couche vitrée, ainsi que la dure-mère restent intactes, on peut dire avec M. A. Cooper (S. Cooper, t. 2, p. 498) qui en a vu plusieurs cas, que le trépan est inutile et doit être rejeté alors tant qu'aucun autre symptôme ne l'indique pas. Sur les sinus frontaux, par exemple, la trépanation serait complètement superflue, attendu que leur paroi postérieure est absolument indépendante de l'antérieure; néanmoins il importe de ne point oublier de pareilles blessures, car dès que les signes de la nécrose ou de la suppuration profonde se montrent, l'opération du trépan est indiquée.

§ 2. *Table interne.*

Admise d'abord sans preuves, regardée ensuite comme impossible, puis démontrée sur le cadavre, la fracture de la table vitrée du crâne me semble être aujourd'hui à l'abri de toute contestation. M. S. Cooper (t. 18, p. 498) dit en avoir vu des faits concluants. Dans un cas, il croyait agir sur un épanchement, et il trouva une esquille longue d'un pouce dans le cerveau. Peut-être même cette fracture est-elle beaucoup plus fréquente qu'on ne se l'imagine généralement. Plus mince, moins étendue en surface, plus irrégulière, plus dense que la table externe, la couche vitrée éclate et se fendille sous un effort manifestement moindre que la précédente. En voici un exemple que j'emprunte à Bilguer. Un soldat fut blessé par une brique ; il tombe dans l'assoupissement au bout du quatrième jour : incision de la peau meurtrie, fissure de l'os. On trépane et l'on trouve une portion de la table interne du crâne qui s'en était détachée; on l'enlève, les symptômes cessent. Bilguer rapporte en outre l'observation d'un gentil-homme qui mourut d'une compression du cerveau. Après la mort, on trouva la table interne du crâne fracturée et les esquilles de cette table enfoncées dans la substance du cerveau quoique la table externe parût saine.

La fracture de la table interne est en même temps moins grave et plus grave que celle de la table externe; moins grave en ce que s'il n'y a pas de déplacement, elle n'expose ni à la suppuration, ni à la nécrose; plus grave, parce que la pointe des fragments se renverse quelquefois au point de piquer, de blesser les membranes et le cerveau lui-même. Dans ce dernier cas, le trépan en serait le remède par excellence, si le diagnostic en était moins difficile. On aurait lieu de soupçonner cette fracture si un coup sans lésion externe faisait naître les symptômes de corps étrangers dans le crâne, et alors on ne devrait pas balancer à placer une couronne de trépan sur le point frappé.

§ 3. *Diploé.*

Je ne doute pas que le diploé lui-même ne puisse être contus, écrasé entre les deux lames qu'il sépare sans que celles-ci ne se brisent. Les vaisseaux qui le sillonnent et qui l'abreuvent de sang veineux, la matière huileuse dont il est imbibé doivent en outre rendre cette sorte d'écrasement assez grave par ses suites. Certaines douleurs fixes et persistantes sur quelques points du crâne anciennement frappés, des tumeurs diverses qui semblent partir du centre de l'os, quelques cas de nécrose lente et de vermoulures pourraient bien se rattacher à cette cause; mais comme il ne paraît pas possible de reconnaître au début une pareille lésion, le trépan ne deviendrait utile qu'à l'occasion des maladies que je signalais tout-à-l'heure, quel que fut le point de départ des accidents.

§ 4. *Félure.*

Lorsqu'un os du crâne est rompu paralèllement à ses fibres dans une seule direction, sans déplacement et sans écartement de la fracture, il en résulte une fente à peine reconnaissable, qui n'exige par elle-même aucune opération chirurgicale; mais comme pour s'effectuer, elle a dû briser en même temps quelques-uns des lieu qui en unissaient les bords au péricrâne et à la dure-mère, comme elle est souvent accompagnée de contusions des tissus environnants, ou d'épanchements à la face interne des os, on s'est demandé si toute fêlure du crâne ne réclame pas, dès qu'elle est reconnue, l'emploi du trépan.

Si une pareille fente reste cachée sous les parties molles, et qu'elle soit simple, rien n'en fera soupçonner l'existence, et elle passera inaperçue. Lorsqu'elle se trouve au fond d'une plaie, elle guérit trop souvent sans suppuration du péricrâne ou de la dure-mère, et sans nécrose, pour qu'il soit permis d'y appliquer le trépan de prime-abord. Quand elle est accompagnée d'épanchement à l'intérieur et qu'il en existe des symptômes, le trépan devient nécessaire à la vérité, mais ce n'est plus à cause de la fente en elle-même. On conçoit au surplus, que la dénudation, l'inflammation, la suppuration profonde, et la nécrose consécutives pourraient exiger l'opération du trépan dans le cas de fente comme à la suite d'une contusion quelconque des os du crâne.

Lorsqu'au lieu d'une simple fêlure, il existe une *large fente*, comme on le remarque parfois dans l'écartement des sutures, du sang s'épanche presque toujours entre la dure-mère et les os. Il y a, cependant dans ces cas beaucoup de chirurgiens qui se dipensent du trépan; alors, disent-ils, la fracture elle même suffit à l'issue du fluide; quelques-uns même imitant Carcani Léone (Sprengel, t. 7, p. 13 et Giraud, Soc. d'Emul., t. 2, p. 324) ne balancent pas à placer un coin dans l'écartement afin de l'augmenter, plutôt que de trépaner. M. Champion a eu occasion d'employer ce moyen sur un enfant de 9 ans ayant une fracture du crâne, qui se prolongeait sur la grande aile du sphénoïde. Ceci est une mauvaise méthode néanmoins et qui mérite à peine d'être sérieusement réfutée. Qui ne voit en effet qu'en écartant ainsi forcément les os, on établirait comme à dessein une maladie excessivement grave? Cet écartement ne serait d'ailleurs appliquable qu'aux épanchements situés au dehors de la dure-mère ; et des couronnes de trépan, qui favorisent le relâchement des parties, seraient évidemment moins redoutables

Si la fente est large, et que le sang s'en échappe librement, le trépan doit être différé, en supposant toutefois que les symptômes de compression ne soient pas portés trop loin. Dans les circonstances opposées, l'opération du trépan est indiquée, à l'exclusion de tout écartement artificiel. Du reste, on ne doit pas perdre de vue que ces fentes sont le signe de fractures très étendues et que l'épanchement, s'il se manifeste, occupe en général de vastes surfaces ; d'où il suit qu'en lui-même, le trépan n'est pas alors d'une très grande valeur, et qu'on doit s'attendre à le voir souvent échouer

§ 5. *Contre-fissure.*

Les fêlures et les fentes par contre-coup sont, toute choses égales d'ailleurs, moins redoutables comme fractures, que les fractures directes. A l'abri du contact de l'air, n'étant point accompagnées de la contusion du péricrâne, elles n'exigent presque aucune attention sous ce rapport. Les membranes et le cerveau, doivent également moins souffrir dans le point correspondant ; seulement il s'y joint habituellement une commotion plus vive ; d'où plus de tendance de la masse encéphalique à s'enflammer. Elles n'en sont pas moins quelquefois la source de foyers sanguins ou purulents assez considérables, soit entre la dure-mère et les os, soit entre la dure-mère et le cerveau, soit dans l'épaisseur du cerveau lui-même. J'ajouterai même qu'*à priori*, les abcès de la substance cérébrale s'expliquent mieux par les fractures par contre-coup, que par les autres. Il suit de ces remarques, que la fracture par cause indirecte repousse l'emploi du trépan, toutes les fois qu'elle n'est pas accompagnée de symptômes bien manifestes de contusion, de compression ou d'épanchement.

§ 6. *Fracture rayonnée ou multiple.*

Les os du crâne peuvent se briser de deux manières différentes, qu'il importe de ne pas confondre eu égard à l'opération du trépan. Si la fracture est en étoile ou simplement rayonnée, elle reste en général bornée à l'os qui a reçu le coup. Souvent même elle est multiplie sans être là rayons convergents. Alors ses branches sont ordinairement tortueuses et s'étendent fort loin. On les voit se porter de la voûte à la base, et comprendre plusieurs os à la fois. Dans les premières l'action vulnérante s'est épuisée sur le lieu même du point frappé, et la blessure ne s'étend qu'à peu de distance au-delà. Les dangers sont alors les mêmes que dans la fêlure, tant qu'il n'y a pas de déplacement et que les fragments restent immobiles. La réunion, la consolidation s'en fait également bien. Il semble même que la résorption des fluides extravasés se fasse mieux, avec plus de liberté et qu'il y ait moins à craindre pour la suite ; aussi le trépan est-il rarement indiqué en pareil cas. On n'y aurait recours que pour remédier à un épanchement considérable. On s'en dispenserait même dans ce dernier cas, si quelques-uns des fragments offraient assez de mobilité pour céder à l'action des pinces ou du levier, de manière à laisser un vide capable de livrer passage aux liquides.

Dans la deuxième espèce defractures que j'ai spécifiée, le désordre est beaucoup plus considérable. La contusion, la commotion du cerveau ont envahi la presque totalité de ce viscère. L'épanchement est en quelque sorte disséminé ; il existe en même temps à la voûte et à la base, à l'extérieur et à l'intérieur. Le trépan ici n'est que d'un faible secours et on ne sait où l'appliquer. On devrait en risquer quelques couronnes néanmoins, s'il était permis de soupçonner un foyer plus considérable que les autres dans quelque point déterminé. Au demeurant, on voit que dans les fractures du crâne, sans déplacement, rien n'autorise l'opération du trépan à titre de moyen préventif, et qu'il serait imprudent de s'en servir à cette occasion autrement que pour remédier à quelques-unes des complications ou des suites de la fracture.

§ 7. *Enfoncement.*

Le crâne est sujet à plusieurs sortes de dépressions ou d'enfoncements. Chez quelques personnes c'est une anomalie congénitale; chez d'autres, ces enfoncements résultent d'une exfoliation, ou d'une opération chirurgicale ; l'atrophie senile peut aussi les faire naître : mais je n'ai à m'occuper que de ceux qui tiennent à une violence extérieure, et qui peuvent, au dire de certains auteurs, exister sans fracture ou avec fracture.

A. *Enfoncement sans fracture.*

L'enfoncement ou la dépression du crâne sans fracture, admis autrefois par la plupart des chirurgiens chez l'adulte, est regardé maintenant comme absolument impossible. Dans le cas qu'en rapporte M. Bégin, rien ne prouve qu'il n'y ait pas eu fracture, et personne, jusqu'à présent, n'a pu en démontrer l'existence sur le cadavre, il est vrai que les nouveau-nés éprouvent quelquefois cet accident, en traversant le détroit du bassin, ainsi que j'en ai eu moi-même trois fois la preuve. La souplesse des os le permettrait encore jusqu'à l'époque de la puberté; mais au-delà on ne comprend plus que le crâne puisse se laisser déprimer à la manière d'un vase de plomb ou d'étain, sans se rompre.

Cet enfoncement, que les anciens prétendaient faire disparaître à l'aide de tire-fonds, serait d'ailleurs peu dangereux s'il était réellement possible; à en juger du moins par ce qu'on observe chez les enfants. Comme il ne s'accompagne ni de déchirure, ni d'épanchement, aucun symptôme grave n'en est ordinairement la suite, et il finit le plus souvent par disparaître plus ou moins complétement de lui-même.

B. *Enfoncement avec fracture.*

Quand on observe une dépression par violence externe sur le crâne d'un adulte, il faut donc s'attendre à l'existence d'une fracture concomittente. Ces fractures avec enfoncement sont de plusieurs sortes et sont loin de réclamer toujours le trépan.

Tantôt on y remarque de la mobilité, un certain degré de crépitation. D'autres fois, au contraire, le fond de la rigole offre à peu près la même résistance, la même solidité que ses bords. On devine aussi que la saillie qu'il fait à l'intérieur, doit être extrêmement variable, qu'elle est plus ou moins inégale, qu'elle peut avoir percé la dure-mère et déchiré le cerveau ou s'être bornée à un simple refoulement des membres; ce qui amène nécessairement des lésions et des indications différentes. Aussi serait-il inexact de dire, sans autre explication, que les fractures du crâne avec enfoncement exigent ou n'exigent pas l'opération du trépan. Ce n'est pas, en effet, à cause de l'enfoncement, mais bien par suite de la souffrance du cerveau, que le trépan devient parfois utile dans ce cas. Les observations d'enfoncement d'un pouce, d'un pouce et demi, dont parlent une foule d'observateurs anciens, et qui n'ont pas empêché le malade de se rétablir, ne prouvent nullement que le trépan ne soit jamais utile alors. Il en est de même des exemples que MM. Dorsey, Dupuytren, Paillard, Græfe, etc., en ont rapporté de nos jours.

Ces cas devaient tous ou presque tous se rapporter à l'enfoncement fixe, et être dépourvus à l'intérieur de grandes inégalités, de déchirures manifestes des tissus. La plupart n'avaient fait naître que de légers accidents de compression, plusieurs même n'en avaient pas causé du tout. Le fait d'un riche banquier de Paris dont parle M. Dupuytren, et qui existe encore avec son enfoncement quoique la blessure remonte à un grand nombre d'années, fait en quelque sorte exception. Il n'est pas le seul dans la science, je le sais; mais enfin ce sont des cas rares sur lesquels il serait dangereux de se fonder. Pour un malade qui échappe ainsi, dix périssent qu'on aurait pu sauver.

J'ai vu moi-même une femme, qui avait un enfoncement d'un demi-pouce de profondeur au front, et que je ne crus pas devoir opérer, parce qu'il n'y avait pas de symptômes inquiétants. Or, elle mourut au bout de six semaines d'une phlegmasie purulente de la partie antérieure du cerveau. En eût-il été de même si je l'eusse trépanée?

Si l'enfoncement *résistant* existe sans plaie, sans compression évidente, il faut attendre et s'en tenir à la médication antiphlogistique. Quand il y a plaie avec dénudation au fond de la blessure, l'opération du trépan me paraît indiquée, même en l'absence d'accidents graves ou de symptômes non douteux de compression. On s'en dispenserait encore cependant si l'enfoncement était large et peu profond, si l'intelligence s'était maintenue, et s'il n'y avait aucune trace de paralysie. Un soldat reçoit un coup violent sur le pariétal, et se trouve ainsi renversé; il revient à lui avant que le chirurgien ne puisse lui porter secours. M. Ribes, de qui je tiens le fait, le voit et reconnaît un enfoncement large et d'un demi-pouce de profondeur.

Les symptômes étant légers et de moins en moins caractéristiques, lui semblèrent repousser le trépan. Le lendemain il trouva d'autres chirurgiens près du malade et la trépanation commencée. L'incision des parties molles était déjà faite et la rugination en partie opérée. M. Ribes dit que l'opération ne lui paraît pas indiquée; on s'en tient là. Les lambeaux sont réappliqués et le militaire a guéri, en conservant sa dépression.

L'enfoncement avec mobilité est infiniment plus redoutable. Un épanchement de sang d'abord, de pus ensuite, en est fréquemment la conséquence. Quand il n'y a pas de division aux parties extérieures, la guérison en est déjà fort rare. S'il est à découvert, la nécrose des fragments mobiles, la suppuration profonde, sont à peu près inévitables. Dans tous les cas, il forme une cause permanente de méningite, de douleurs et d'accidents nerveux de toutes sortes. L'opération du trépan en est le seul remède efficace et se trouve alors impérieusement indiquée; à moins qu'on ne veuille renoncer à toute chirurgie dans les blessures de la tête.

Il est une sorte d'enfoncement qui ne retire presque aucun fruit du trépan, quoique les accidents soient alarmants; je veux parler de l'enfoncement dû au chevauchement des os. Ici, en effet, la fracture est ordinairement très étendue; les fragments ne se sont croisés par leurs bords que par suite d'un violent ébranlement du crâne. Tout a été froissé, contus, et du sang épanché sur différents points, rend presque impossible le rétablissement du malade.

Un enfant âgé de 9 ans, près duquel M. Damotte me fit appeler, en 1825, et qui avait fait une chute violente sur la tête, avait une de ces fractures. Nous hasardâmes la trépanation. Les accidents n'en continuèrent pas moins, et la mort eut lieu le soir. C'est qu'en effet, les hémisphères cérébraux étaient presque entièrement couverts de sang, et la substance corticale déchirée dans une foule de points, en même temps que les rayons de la fracture se prolongeaient dans les fosses moyennes du crâne et vers la fosse orbitaire gauche.

En résumé donc il conviendrait d'admettre la nécessité du trépan comme règle dans les fractures du crâne avec enfoncement, et de ranger parmi les exceptions les cas assez nombreux qui permettent de s'en dispenser.

§ 8. *Fractures par armes à feu.*

Quelle que soit la variété de fracture, il faut encore tenir compte du corps vulnérant qui l'a produite. Nous avons déjà vu que celles qui dépendent d'une arme blanche, d'un instrument tranchant, exigent rarement l'emploi du trépan. Une différence doit en outre être établie entre celles qui résultent d'un coup. S'il s'agit d'un corps orbe, volumineux, d'un moellon, d'une poutre, de quelque agent d'une certaine largeur enfin, la fracture est habituellement large et mal circonscrite. L'indication du trépan est moins précise que si la blessure provenait d'un coup de bâton, de pied de cheval, de pierre, de quelque corps anguleux dont les effets sont en général mieux limités. Lorsqu'un boulet de canon ne tue pas sur-le-champ, ne broie pas le cerveau, il produit au moins une fracture comminutive. Les esquilles sont si souvent nombreuses alors et faciles à enlever, que la trépanation est le plus souvent inutile. Les éclats de bombes, d'obus, les biscaïens, les grenades sont à peu près dans le même cas; si ce n'est que leurs effets s'étendent en général beaucoup moins loin, et que, par les inégalités qu'ils offrent, ils produisent des enfoncements accompagnés de fragments que le trépan seul permet d'extraire ou de relever. Les balles, les chevrotines, le plomb même, quand il *fait balle*, sont les projectiles dont les blessures réclament le plus rigoureusement l'opération du trépan.

Dans ces divers cas, la fracture est accompagnée d'une espèce d'écrasement, d'une contusion, tels que la suppuration est en quelque sorte nécessaire. Les parties ainsi frappées peuvent être considérées comme privées de vie, et si on ne les enlève pas, le malade reste exposé aux accidents les plus redoutables. Heureusement que le désordre étant borné à un très petit espace, peut être détruit en entier par le trépan, et que si le cerveau lui-même n'a pas été trop profondément altéré, cette opération offre de grandes chances de succès.

Les fractures par instruments piquants, par perforation, se rapprochent un peu des précédentes, quoiqu'elles soient ordinairement moins graves. Causées par une pointe d'épée, de sabre, de baïonnette, de couteau, elles peuvent être sans esquilles, sans enfoncement et ne demanderaient le trépan qu'autant que l'instrument aurait pénétré dans le cerveau, ou déterminé un épanchement à l'intérieur du crâne. La pointe d'un bâton, d'un parapluie, d'une tige de bois ou d'un métal quelconque, d'un fleuret, d'une baguette de fusil, en produit de plus sérieuses. Si la contusion et le broiement sont moins prononcés que sous l'action d'une balle, il n'y en a pas moins toujours un certain nombre de petits fragments ou de parcelles plus ou moins renversés en dedans, qui tendent à irriter l'encéphale et qui manquent rarement d'amener de la suppuration et quelques points de nécrose. Aussi pour peu qu'elles se compliquent d'accidents d'une certaine gravité, est-il indiqué de recourir au trépan dans ces sortes de fractures.

Sect. 3. Corps étrangers.

Dans les plaies de tête, les corps étrangers qui peuvent exiger l'intervention du trépan, sont de deux ordres, solides ou liquides, venant de l'extérieur ou de l'intérieur. Bien qu'on se soit généralement accordé sur la nécessité de les extraire, il en est cependant quelques-uns qui permettent de revoquer en doute l'utilité de l'opération du trépan.

§ 1. *Corps étrangers solides.*

Tant que le corps étranger n'a point depassé les premières couches de l'os, l'idée du trépan ne peut pas se présenter à l'esprit. Des moyens plus simples en débarassent aisément le malade. Il n'en est plus de même lorsque ces corps sont enclavés dans l'épaisseur de la boîte crânienne, ou fixés à l'intérieur. Ici nous rencontrons des esquilles, des fragments de nécrose, des projectiles lancés par la poudre, de la bourre ou des parties de vêtement entraînés par une balle, des tiges brisées de métal ou de bois, etc.

A. *Esquilles.* Une foule de fractures sont accompagnées d'esquilles tellement distinctes, qu'elles se transforment aussitôt en véritables corps étrangers. Les accidents qui en résultent diffèrent selon qu'elles restent à plat entre la dure-mère et les os, entre le cerveau et la dure-mère, ou qu'elles s'enfoncent dans la substance cérébrale elle-même ; mais les accidents sont toujours trop à redouter pour qu'on ne doive pas s'empresser d'en enlever la cause. Excepté quand il est possible de saisir l'esquille avec des pinces, ou de l'entraîner avec quelque crochet, quelque levier, l'opération du trépan est donc de rigueur en pareil cas ; d'autant mieux qu'alors elle conduit presque avec certitude sur le mal, et qu'elle offre les plus grandes chances de succès.

B. *Fragments d'os nécrosé*. Une portion d'os nécrosée réclamerait les mêmes soins si elle venait à se détacher et à vaciller du côté de la dure-mère.

C. *Des grains de plomb*, réunis en certain nombre et retenus au fond d'une fracture, dans l'épaisseur des os, ou sur la dure-mère, devraient être aussi retirés par le trépan, s'il n'était pas possible de les extraire autrement. Sans être aussi fâcheuse que celle des corps précédents, leur présence ne laisse pas que d'avoir des inconvénients, et une fois reconnue, je ne crois pas qu'on puisse l'envisager avec tant de sécurité. Quoique peu irritant par lui-même, le plomb ainsi accumulé, peut devenir la source d'inflammations, d'abcès et de nécroses qu'on est trop heureux de prévenir à l'aide du trépan. Dans un cas observé par M. Clemot, de Rochefort, et que m'a rapporté M. Toirac qui en a été témoin, le plomb resta de longues années sur la dure-mère et causa des accès d'épilepsie.

D. les *Chevrottines* enchâssées dans les os manquent rarement d'être retirées sans trépanation ; mais quand elles ont dépassé le diploë à quelque profondeur qu'elles soient entrées, pourvu que l'œil où le stylet puisse en découvrir le siége précis, on ne doit pas hésiter, l'opération du trépan est positivement indiquée, ainsi que je l'ai dit ailleurs en parlant des fractures.

E. Ce sont les *balles*, toutefois qui, comme projectiles, mettent le plus souvent dans l'obligation de pratiquer le trépan. Si elles s'enclavent dans le trou qu'elles ont fait à l'os, la table interne du crâne, presque toujours brisées en éclat, enfoncée vers le cerveau, rendrait à elle-seule la présence de ces corps étrangers extrêmement dangereuse. Les balles ainsi fixées ne se détacheraient spontanément, que par suite d'une suppuration qui ne serait pas elle-même sans danger; au surplus elles restent le plus souvent en place et sont solidement retenues presqu'indéfiniment. J'ai vu, aux Invalides, le crâne d'un militaire qui a porté ainsi une balle pendant de longues années, un peu en dehors et au-dessus de l'orbite gauche, et qui avait toujours refusé de s'en laisser faire l'extraction par M. Larrey. La balle est, au reste tellement enfoncée, que la perforation du crâne aurait seule permis de l'enlever. En pareil cas, il faut même que la couronne du trépan soit placée de manière à embrasser le corps étranger en même temps que le disque osseux qu'elle doit enlever. Aussi est-on forcé de négliger la pyramide et d'appliquer sur la plaie une plaque de cuir trouée pour empêcher l'instrument de se dévier.

Si la balle s'était enfoncée dans quelques régions très épaisses du crâne, ou vers les sinus frontaux, elle pourrait n'avoir pas produit d'esquilles en arrière et s'être bornée à faire éclater la couche vitrée des os. En supposant alors qu'il n'y ait pas de symptômes de compression ni d'épanchement, il n'est pas indispensable de porter le trépan jusqu'à la dure-mère. Le vide effectué pour retirer la balle permet à la saillie profonde des os de s'effacer peu à peu, repoussée qu'elle est par la force expansive du cerveau. Dans le cas que m'a fait voir M. Larrey, et qu'il a consigné dans le premier vol. de sa Clinique (tom. 1, pag. 168), cette saillie s'est régularisée, condensée, les fragments osseux se sont parfaitement consolidés ; mais elle a persisté, cependant, par la raison que le projectile était resté en place.

Au-delà des os, les balles peuvent encore être atteintes par le trépan toutes les fois qu'elles ne sont qu'à une petite distance de la blessure. Il faut renoncer à cette opération, au contraire, lorsqu'elles sont comme perdues dans la substance du cerveau, et qu'il est impossible d'en déterminer le siége par aucun signe soit rationel, soit physique. Cependant comme il leur arrive parfois de cheminer entre le crâne et l'encéphale, et de venir se fixer loin de leur entrée sans avoir perforé le cerveau, l'opération du trépan a permis d'en extraire qui étaient logées à plusieurs pouces, et même à l'opposite de la blessure. Entrée par le front, une balle peut ainsi venir se déposer dans la fosse occipitale. M. Larrey (*Clin.* t. 1, p. 215), qui propose dans ces cas d'en rechercher la présence à l'aide d'une faible sonde de gomme élastique, en a retiré une avec succès qui, glissant entre la dure-mère et les os, s'était portée d'un côté du front à l'union du pariétal avec l'occipital. Dans les cas de ce genre, l'opération du trépan est primitive ou consécutive; primitive lorsque, appelé de bonne heure, le chirurgien examinant les plaies acquiert la certitude qu'une balle est restée dans le crâne, consécutive quand la présence du corps étranger reste ignorée jusqu'à ce qu'il fasse naître des accidents spéciaux vers la région où il s'est placé. Dans les deux cas, le danger du trépan est moindre qu'on ne se l'imaginerait au premier abord. Effectivement si on opère de suite, la balle une fois enlevée, il n'y a plus qu'à se tenir en garde contre les inflammations et la suppuration. Par cela seul que le projectile a pour ainsi dire fusé entre les couches du crâne, le cerveau lui-même ne doit pas avoir subi de lésion profonde. Quand on ne trépane que secondairement, au contraire, le danger des phénomènes généraux et propres à la blessure est passé. La nouvelle ouverture qu'on fait au crâne, portant sur des parties saines ou peu altérées, n'est pas plus redoutable que celle qui se pratique sur le lieu même d'une fracture.

Je n'ai pas besoin d'ajouter que ce qui précède est également applicable à tous les autres corps étrangers mobiles.

F. Les *tiges solides* qui restent fixées dans le crâne, après être entrées plus ou moins profondément, se brisent parfois si près des os, qu'elles n'offrent aucune prise à l'extérieur. Si donc il n'est pas possible de les pincer, de les extraire en tirant dessus avec les précautions convenables, l'opération du trépan devient nécessaire. C'est ainsi que Percy père enleva une pointe de couteau en prenant la précaution de monter l'instrument d'une large couronne. Beausoleil s'y prit de la même façon et réussit également bien pour retirer la pointe d'un morceau de bois. Une pointe d'épée, de fleuret, une pointe de fuseau, etc., réclameraient exactement la même médication. Une baguette de fusil qui traverserait le crâne de part en part en entrant par l'orbite, comme on en possède des exemples, ne pourrait point être traitée de la même manière à cause de la région blessée. Mais si la boîte osseuse était transpercée du front à l'occiput, ou d'un pariétal à l'autre, le trépan serait indiqué. Peut-être même conviendrait-il de trépaner sur la sortie et sur l'entrée du corps vulnérant, afin d'en briser un bout et de rendre l'extraction du reste plus facile, ou de causer moins d'ébranlement. Schmucker (*Bibl. du nord*, t. 1, p. 6) parle d'un blessé qui resta sans connaissance pendant six jours avec une culasse de fusil dans le crâne, auquel on appliqua quatre couronnes de trépan, et qui guérit.

L'extraction de ces tiges est d'ailleurs loin d'avoir toujours des suites graves. Pour comprendre toutes les chances de guérison qu'elles laissent au malade, il suffit de se rappeler le fait étonnant publié par Fardeau (*Soc d'Em*. t. 8., p. 299) d'une bayonnette qui, entrée de haut en bas par la tempe d'un côté, était venue sortir au-dessous de la pomette du côté opposé, exigea les plus violents efforts d'un homme robuste pour être retirée, et permit cependant au blessé de se rétablir assez promptement.

Ce serait en vain, lorsqu'on éprouve quelque difficulté, qu'on s'autoriserait pour négliger les recherches ou l'extraction des corps étrangers introduits dans le crâne, de ce que certains malades en ont porté ainsi long-temps sans en être extrêmement incommodés. La balle dont parle F. de Hilden, d'après Griffon, et qui ne fut trouvée qu'au bout de six mois, s'étant placée entre la dure-mère et les os, n'a rien de bien extraordinaire. Celle qui fut trouvée au milieu du cerveau, et qui, au dire de Randohr (*Bibl. du nord*, p. 81) s'y était conservée ne rassurera personne, bien qu'un invalide observé par La Martinière, en ait aussi gardé une qu'on n'avait pu découvrir. Dans un cas semblable cité par Quesnay (p. 23), le malade qu'on crut guéri mourut un an après, et la balle était à deux pouces de profondeur dans le cerveau. Celui dont parle Anel (*Acad. de ch.*, t. 1, p. 236) finit par mourir subitement, et la balle fut trouvée sur la glande pinéale. Si un sujet mentionné par

Sala (*acad.*, t. 1, p. 236) put ainsi conserver un bout d'épée toute sa vie, si le bout de flèche qu'indique Majault (*acad.*, t. 1, p. 236) tomba de lui-même au bout de quatre mois, si Zacutus parle d'une moitié de couteau, et Rhodius d'un stylet comme perdus cinq ans dans le cerveau, il n'en est pas moins vrai que la plupart des blessés ainsi affectés ont fini par succomber aux accidents causés par ces corps étrangers, témoin ce prince allemand dont parle Camérarius, et qui mourut apoplectique après avoir gardé derrière le front, pendant plusieurs années, une balle dont l'entrée était restée fistuleuse. De semblables faits sont de nature à consoler un peu sans doute, quand on a la triste conviction de ne pouvoir extraire par aucun moyen, les corps étrangers entrés dans le crâne; mais ils n'infirment en rien la règle qui prescrit de recourir à toutes les ressources connues de la chirurgie pour débarrasser le malade de la présence de ces corps étrangers. Nous verrons dans la suite au surplus, que les antagonistes les plus outrés du trépan conviennent eux-mêmes de son utilité dans le cas de corps étrangers. Cette partie de la question peut donc être admise comme jugée.

§ 2. *Corps étrangers liquides.*

Le but qu'on se proposa d'abord en perforant le crâne, était de livrer issu aux fluides morbides accumulés dans sa cavité. C'est en quelque sorte pour remplir cette indication que le trépan fut inventé. Qu'y a-t-il de plus rationnel en effet! L'analogie seule ne devait-elle pas y conduire. Dès qu'un foyer est établi sous les téguments, on se hâte de l'ouvrir dans la crainte qu'il ne fuse, qu'il ne s'étende. A-t-il son siége sous les aponévroses, entre les muscles, autour des os, on se presserait encore davantage, si d'autres considérations ne retenaient pas quelques fois la main du chirurgien; cependant aux membres, ces foyers abandonnés à eux-mêmes peuvent se faire jour du côté de la peau; en persistant, ils ne menacent pas les centres de la vie; leurs dangers ne sont pas immédiats; un certain nombre d'entre eux finiraient par disparaître. Pourquoi donc hésiter à ouvrir le crâne dans les mêmes circonstances? Ici en effet, la collection pathologique, retenue par des os, ne peut gagner vers l'extérieur. Les tissus qui l'entourent en rendent la résorption extrêmement difficile. Ne pouvant s'échapper au dehors, la matière épanchée agit sur l'organe le plus délicat de l'économie. L'inflammation que sa présence excite avoisinant ou occupant une cavité séreuse se répand bientôt à toute la périphérie de l'encéphale; presque tous les accidents auxquels cette matière peut donner lieu conduisent à peu près inévitablement à la mort.

Nous pouvons donc établir en thèse générale, que tout épanchement un peu considérable de l'intérieur du crâne, indique l'opération du trépan. Reste à savoir s'il convient d'attaquer ainsi sans distinction, toutes les variétés d'épanchements intérieurs de la tête. Examinons la question sous ce point de vue, et commençons par séparer les épanchements sanguins, des foyers purulents ou autres.

A. *Épanchements de sang.*

Dans les plaies de tête le sang s'épanche entre le crâne et la dure-mère, entre les méninges, dans les ventricules ou dans la masse cérébrale proprement dite.

1° *Entre la dure-mère et les os*, le foyer est rarement considérable. Les vaisseaux qui unissent cette membrane, aux surfaces solides du crâne, sont si rares et si grêles que leur rupture est incapable de produire une hémorrhagie abondante. Comme le sang peut venir des branches de l'artère méningée moyenne ou de la méningée postérieure, et aussi de quelques uns des sinus veineux, il peut néanmoins former des collections d'une certaine étendue.

M. Champion vient de m'en communiquer un exemple remarquable. J'ai vu en 1830, dit-il, une jeune femme qui avait une fracture du pariétal gauche et du frontal du même côté avec enfoncement. L'accident existait depuis trois jours. On n'avait rien fait encore. La blessée jouissait de toutes ses facultés et elle accusait peu de souffrance; j'enlevai, après l'application d'une couronne du trépan, de larges pièces des deux os, et je trouvai sous le crâne, à plus de deux pouces de profondeur, au-delà des limites de la fracture et sur-tout en avant, beaucoup de sang épanché, en partie coagulé, et qui éloignait le cerveau de la voûte du crâne de plus d'un travers de doigt, à une assez grande distance des bords de la fracture. La femme guérit sans aucun accident.

S'ils sont larges et peu épais, ces foyers sont souvent tolérés sans beaucoup de gêne par l'organisme. Saillants et plus circonscrits, ils produisent au contraire tous les symptômes de la compression cérébrale. Pour comprendre ce qu'ils deviennent, si l'art néglige d'y porter remède, il faut les comparer à ceux de toute autre région du corps, du tissu cellulaire en particulier.

L'expérience prouve que du sang infiltré dans la couche sous-cutanée, ne tarde pas à disparaître par voie d'absorption ; mais elle démontre aussi qu'une fois réuni en foyer, il résiste souvent aux efforts molléculaires de la nature. Dès lors il faut s'attendre à voir survenir une de ces trois choses : 1° le foyer, persiste indéfiniment avec la plupart de ses caractères ; 2° il subit insensiblement diverses sortes de transformation ; 3° l'inflammation s'en empare, et il se comporte ensuite à la manière des abcès. Or, qu'on transporte cette marche entre le crâne et la dure mère, et l'on concevra que là les épanchements de sang ne sont pas une maladie légère. Les surfaces sont si sèches, si mal disposées dans ce lieu pour la résorption, qu'on ne peut guère compter sur ce dernier phénomène, à moins que ce ne soit dans les cas de simple infiltration.

Si le sang passe à la dissolution et se dénature en revêtant les caractères d'une sanie livide, d'un liquide couleur de chocolat, il n'agit que par compression et mécaniquement. Si ses éléments se dissocient au contraire, différentes tumeurs peuvent en tirer leur source et, par leur accroissement continuel, amener de nombreux dangers sans laisser le moindre espoir d'une guérison spontanée. Dans le cas, enfin, où il passe à l'état de suppuration, la phlegmasie gagne immanquablement une partie des meninges ou du cerveau. Ajoutons que tout cela ne se fait point sans altérer les os, qui se nécrosent presque toujours, et la dure-mère, qui peut se perforer, s'ulcérer ou se mortifier. Ainsi, le moins qui puisse arriver à la longue, c'est une destruction des os. Résolution impossible; accumulation nouvelle que la résistance des os refoule sans cesse en dedans; menace continuelle d'effusion dans l'arachnoïde, d'inflammation, de ramollissement au cerveau; compression de plus en plus considérable de la masse encéphalique, voilà ce que peut produire un épanchement de sang entre le crâne et la dure mère. Une semblable perspective permet-elle le doute? laisse-t-elle au chirurgien le droit de discuter la valeur du trépan? Je dis du trépan, car je ne connais pas d'autre opération qui puisse évacuer un épanchement retenu dans le crâne. On objecterait en vain ici la difficulté du diagnostic, car elle ne change rien à la réalité, à l'importance de l'indication. Elle rend l'application du moyen plus difficile, plus embarrassant, et voilà tout.

Cependant le trépan n'est pas également utile dans tous les épanchements de sang. Quelques-uns peuvent absolument s'en passer et on doit l'éviter dans plusieurs autres. S'il n'existe qu'une couche légère, ou quelques caillots peu épais sous une fracture recouverte de parties molles intactes, la guérison est possible sans opération. Alors les accidents ne sont pas assez manifestes pour autoriser une pratique trop active. Quand la fracture est à découvert et qu'elle offre quelque jour, quelques fentes entre-ouvertes, on peut en augmenter momentanément l'écartement, et favoriser ainsi la sortie du sang s'il est encore fluide. Cette manœuvre, qui suffit rarement dans les fractures exactement circonscrites, est sur-tout applicable aux grandes fentes du crâne, à la disjonction des sutures, où elle n'est cependant que d'un assez faible secours.

Le trépan est encore superflu lorsque des fragments, des esquilles d'un certain diamètre sont assez mobiles pour pouvoir être enlevés sans trop d'efforts et fournir un espace suffisant à l'écoulement du foyer. Les fractures qu'on pourrait appeler vagues à cause de leur étendue et de leur irrégularités, le réclament également à peine. Il est si rare alors que le sang soit réuni en collection circonscrite, qu'il ne soit pas disséminé par plaques sur différents points, à la base comme à la voûte, qu'on ne s'explique guère les avantages possibles d'une ou même de plusieurs perforations nouvelles du crâne. En conséquence, l'opération du trépan n'est formellement indiquée dans les épanchements extérieurs à la dure mère, qu'autant qu'ils sont isolés, exactement circonscrits, d'une certaine étendue, et qu'il n'existe aucune fente, aucune ouverture susceptible d'être agrandie au point de leur donner issue.

2° *Dans la cavité séreuse* du crâne le sang se comporte comme dans le péritoine, ou dans les grandes articulations. Il s'épanche en nappe quand les sinus ou les veines le fournissent, parce que sa fluidité se maintient alors fort long-temps, et il ne se réunit promptement sous forme de caillots plus ou moins applatis que s'il est donné par des artères. Dans le premier cas il tend à se porter vers la base et à glisser au fond des scissures cérébrales. Dans le second, il demeure, en général, près de la blessure qui le fournit. Sans être encore fort active, l'absorption s'en fait mieux néanmoins qu'entre la dure mère et les os. Au bout de quelques jours sa partie séreuse se trouve en grande partie dissipée, et les foyers, de plus en plus resserrés par l'accollement des surfaces voisines, commencent à se limiter. Du reste il est loin de se maintenir long-temps libre dans la cavité dite arachnoïdienne. Une pellicule fine l'en sépare assez souvent dès les premiers jours. Aussi pourrait-on croire qu'il s'est épanché entre la pie-mère et l'arachnoïde cérébrale, ou bien entre l'arachnoïde pariétale et la dure-mère, si on ne savait que l'arachnoïde ne forme point une tunique distincte, comme l'entendait Bichat.

J'ai vu sur un vieillard, mort d'un épanchement de sang à l'hôpital de la Faculté, en 1825, un caillot épais de cinq lignes au centre et large comme la moitié de la main, offrir ce caractère de la manière la plus tranchée. La pellicule transparente qui tenait le sang comme plaqué en dehors s'étalait évidemment à sa circonférence comme pour tapisser la dure-mère. Cependant, après avoir enlevé le tout et lavé les surfaces, il fut aisé de reconnaître que l'arachnoïde, comme érodée, exulcérée vers le milieu, reprenait tout son poli, tous ses caractères avant d'arriver aux bords des points qui étaient restés en contact avec le sang. C'est donc une lamelle de nouvelle formation qui en impose alors et qui me paraît avoir déjà trompé plusieurs observateurs.

Quoi qu'il en soit, le sang ainsi placé entre les méninges, est passible du même travail que dans le cas précédent et soumis aux mêmes lois; avec cette différence toutefois que l'exhalation séreuse dont il est entouré, en favorise la dissolution et que son absorption est infiniment plus abondante et plus rapide. Il suit de cette remarque que cette variété d'épanchement guérit assez souvent sans opération, quand il n'est pas porté à un très haut degré. C'est une circonstance doublement heureuse, car le trépan n'a pas les mêmes avantages ici que dans la première espèce. D'abord, on est obligé de pénétrer dans la cavité même du crâne, ce qu'on évite dans les épanchements de la dure-mère. Puis, si le sang est encore liquide, on court risque de le trouver répandu sur de grandes surfaces. Enfin, si ce fluide est coagulé, on ne peut l'extraire qu'en très petite proportion par l'ouverture du trépan. Ces raisons et quelques autres ont même porté plusieurs chirurgiens, MM. A. Cooper, Abernethy, S. Cooper, (Dict. de ch. t. 2, p. 502—504), par exemple, à rejeter d'une manière presque absolue, la trépanation du traitement des collections arachnoïdiennes.

Je ne pense pas néanmoins qu'il faille aller si loin. Peut-être la perforation du crâne n'a-t-elle pas encore été envisagée sous son véritable point de vue pratique. L'ouverture qu'on fait aux parois osseuses ne livre pas seulement issue aux matières absolument fluides, accumulées immédiatement derrière, elle forme en outre et sur-tout un débouché pour toutes les substances liquides ou demi-liquides et même solides, qui siégent aux environs et à une assez grande distance entre les deux surfaces. Le cerveau qui tend sans cesse à se gonfler, à s'épanouir et qui ne rencontre de vide nulle part ailleurs, dirige, presse vers ce point les corps qu'on voudrait extraire. Le sang liquide extravasé y parviendra sans peine. Les caillots peuvent s'y engager aussi, et leur décomposition fait que toute la masse épanchée finit par y être amenée. Ce mécanisme n'a rien de surprenant pour ceux qui ont remarqué que, dans les abcès, le pus est généralement expulsé par l'ouverture qu'on y a fait, quoique cette ouverture ne soit pas toujours sur le point déclive, par la seule rétraction de leurs parois ; qu'il en est de même d'un épanchement abdominal et quelquefois aussi des collections de la plèvre.

Tout en admettant que son innocuité et son importance soient beaucoup moindres, que dans le cas précédent, je conclus donc que l'opération du trépan ne mérite pas l'anathème lancé contre elle par M. A. Cooper, dans les épanchements arachnoïdiens, et qu'elle ne laisse pas d'offrir encore, en pareil cas, un certain nombre de chances heureuses. J'ajouterai seulement qu'il ne faut pas s'y décider légèrement, et que des symptômes graves de compression en justifieraient seuls l'emploi à mes propres yeux.

3° *Dans l'épaisseur du cerveau.* La dernière espèce d'épanchement de sang que déterminent les blessures de la tête, celle qui a son siége dans l'épaisseur même du cerveau, est la plus grave de toutes, et à peu près constamment mortelle : c'est un état d'apoplexie compliqué de lésions déjà fort dangereuses par elles-mêmes. Ce n'est pas que le sang résiste plus là qu'ailleurs ; au contraire il disparaît plus facilement dans le cerveau qu'entre les méninges. La résorption s'y fait assez bien, quand la substance cérébrale n'est pas trop altérée ; le danger vient de ce que la violence qui a causé l'épanchement a dû broyer fortement l'organe encéphalique, de ce que le sang s'infiltre souvent au loin, au lieu de se rassembler en foyer, et de ce qu'une inflammation, avec suppuration profonde, en seront presque nécessairement l'effet. Que ferait l'opération du trépan en semblable occurrence ? offre-t-elle la moindre chance de succès ? J'ose à peine l'imaginer. Ce n'est pas que je la croie incapable de vider un foyer sanguin profondément situé, ni que je regarde comme indigne de toute discussion l'idée émise par différentes personnes, par M. Amussat et par M. Piorry, entre autres, de pénétrer jusque dans les hémisphères cérébraux pour remédier à l'apoplexie, mais bien parce que, dans le cas de blessures, le désordre est encore beaucoup plus considérable. Le sang étant infiltré, ne s'écoule pas de prime abord, et la mort surviendra avant que la suppuration ait pu s'établir. Il faut dire cependant qu'une large ouverture au crâne permettrait aux parties lésées de s'avancer vers l'extérieur, et aux fluides épanchés ou infiltrés, ainsi qu'à la suppuration, de sortir sans stagner à l'intérieur. On a tant d'exemples de plaies guéries avec déperdition de substance au cerveau, soit par instrument tranchant, soit par instrument contondant, qu'il serait peut-être pardonnable de se comporter ainsi, et de pratiquer le trépan dans quelques cas de ce genre. La nature y invite en quelque sorte les chirurgiens.

Aux faits que la science possède déjà, je crois devoir ajouter le suivant, que j'ai recueilli à Tours, en 1818. Un Anglais, habitant cette ville, eut l'idée de se suicider, et se tira un coup de pistolet dans la tête; la balle entrée par la tempe et sortie près de la suture sagittale du même côté, avait traversé de part en part le lobe cérébral correspondant, et fait naître une hémorrhagie assez abondante. La mort n'eut pas lieu; la suppuration eut le temps de s'établir; des plaques osseuses furent enlevées; la substance médullaire vint faire saillie à travers les ouvertures opérées par la balle; on en retrancha des portions assez considérables qui paraissaient fortement altérées ou dépassaient le niveau du crâne; et la guérison, sur le point de s'effectuer à trois reprises différentes, n'a été définitivement empêchée que par des imprudences inouïes.

Quelques couronnes de trépan, dans des cas pareils, ne seraient donc pas à dédaigner; il vaudrait même mieux en appliquer plus que moins, car il est d'observation que, plus la perte de substance est grande, moins le malade semble courir de risques. Une seule, une petite ouverture sur-tout ne diminue que très peu la compression générale du cerveau, et permet à la partie malade de s'étrangler à travers cette ouverture. Un vaste trou met au contraire la réaction encéphalique tout-à-fait à l'aise, et fait que tout ce qui est altéré vient s'y présenter. On retrouve là, mais d'une manière encore plus tranchée, ce qu'on voit aux membres à l'occasion des inflammations et des collections sous-aponévrotiques. Une petite incision peut aggraver et aggrave, en effet, assez souvent les symptômes, tandis quune ou plusieurs ouvertures longues et profondes soulagent et guérissent presque constamment.

Il résulte de ce que je viens de dire, que dans les épanchements traumatiques du troisième genre, l'opération du trépan aurait moins pour but d'évacuer le sang que de mettre l'organisme à même de l'expulser peu à peu, ainsi que les parties contuses ou broyées, à mesure que l'inflammation et la suppuration viendraient à les détacher. Pouvant en outre agir à la manière des débridements autour des parties vivement enflammées, il serait alors, malgré sa fréquente insuffisance, la seule ressource chirurgicale un peu importante à essayer. Voici d'ailleurs une observation extrêmement curieuse qui devrait encourager sous ce point de vue, et que, malgré sa longueur, je crois devoir insérer ici textuellement.

Quatrième observation.

Lettre d'un Médecin de la province,

Au sujet d'une observation rare et intéressante, sur des accidents funestes survenus seulement au bout de cinquante-quatre jours, en suite d'un coup reçu à la tête, qui n'avait occasioné aucun accident primitif (à Besançon).

MONSIEUR,

Vous me marquez par celle que vous m'avez fait l'honneur de m'écrire, en date du 16 juin, que la mort de M. le chanoine Boudret a fait du bruit dans votre ville, qu'on raisonne différemment sur les accidents imprévus qui lui sont arrivés, et que vous seriez bien aise d'en avoir un détail, si mes occupations me le permettaient; je vais, monsieur, vous satisfaire là-dessus avec bien du plaisir, et je tâcherai de me rappeler jusqu'aux moindres circonstances de sa maladie.

M. Boudret, prieur de Bonnevent, chanoine de l'église métropolitaine de Besançon, âgé d'environ soixante et un ans, d'une humeur douce, gaie et prévenante, d'un tempérament si robuste qu'on ne l'avait jamais vu malade, ni ouï plaindre d'aucun mal, et dans lequel se trouvaient heureusement rassemblés l'érudition, la mémoire, la prudence, le zèle et la piété, fut surpris le 4 juin de l'accident suivant:

Comme il allait s'habiller pour aller à la

grand'messe, un chanoine de ses amis s'aperçut qu'il marchait comme un homme ivre, qu'il avait les yeux fixes, le visage blême et d'une pâleur extrême; lui ayant demandé plusieurs fois s'il ne se trouvait point mal, il ne lui répondit rien, et continua toujours à marcher, sans savoir où il allait, ce qui fit que son ami le prit par le bras et le conduisit à pied chez lui, sans beaucoup de peine, si ce n'est quand il fallut monter les escaliers de l'église.

On lui donna aussitôt de l'eau de mélisse; on lui en frotta les narines et les tempes; on le réchauffa sans qu'il parlât ni donnât aucun signe de connaissance, si ce n'est qu'à force de l'exciter, on lui entendit prononcer trois ou quatre fois: *oui, mon Dieu, je suis tout à vous!* paroles bien édifiantes qu'il répéta plusieurs fois dans le cours de sa maladie, mais qui n'étaient point du tout relatives à ce qu'on lui demandait, et qu'il ne prononçait cependant que lorsqu'on l'interrogeait.

On appela aussitôt M. Callet, médecin royal de cette ville, et moi; nous trouvâmes le malade presque sans pouls, et paralytique du bras droit; nous estimâmes qu'il était attaqué d'apoplexie, et conséquemment qu'il était en danger évident de perdre la vie, ce qui n'alarma pas peu messieurs ses parents. Cependant, pour réveiller le pouls et les sens, nous ordonnâmes des cordiaux volatils et spiritueux.

Pendant qu'on préparait ces remèdes le pouls se réveilla, ce qui fournit l'indication de lui faire ouvrir la veine. Le sang ne coula pas plus tôt que le malade parut avoir les yeux moins fixes, moins chargés, et reprendre ses esprits; mais la saignée fut à peine achevée, qu'il tomba dans une faiblesse si grande et si longue, qu'on crut qu'il se mourait. Quand il fut revenu de cette faiblesse, on tenta de lui faire prendre la moitié d'une potion cordiale et céphalique, où on avait ajouté quatre grains de kermès minéral, mais on ne put la lui faire avaler. Cependant, comme on s'aperçut qu'il avait la bouche remplie de phlegmes, et de temps à autre des soulèvements de cœur, on lui donna dix grains de tartre émétique, et de demi-heure en demi-heure deux ou trois cuillerées de sa potion, dans laquelle on fit même ajouter de l'esprit volatil de sel ammoniac, dans le dessein d'aider l'action du remède, d'animer et soutenir le malade qui était d'une pâleur extrême, dans de continuelles moiteurs froides, et dont le pouls s'affaiblissait.

Quoique le vomitif eût bien fait son effet, la tête du malade ne se dégagea point; c'est pourquoi deux heures après on lui donna un lavement fait avec une forte décoction de séné et de vin émétique trouble.

On en vint ensuite à l'application des ventouses scarifiées au défaut des épaules, et des vésicatoires à la nuque.

Le malade parut insensible aux coups de lancettes et à l'action des vésicatoires. Ce qui mérite vos réflexions, monsieur, c'est qu'on observa que, quoiqu'il conservât le mouvement des différentes parties de son corps, si vous en exceptez le bras droit qui était paralytique, le sentiment y était aboli.

Environ à quatre heures du soir, la fièvre survint, qui fit espérer que le cerveau pourrait se dégager; on s'aperçut même que le malade faisait quelques mouvements du bras paralytique; qu'il se promenait, à l'aide de ses domestiques, avec plus de fermeté; on le vit prendre du tabac dans différentes tabatières qu'on lui présenta, toucher dans la main, la serrer, sourire, soulever même son bonnet à l'arrivée de Monseigneur l'Évêque qui le vint voir; mais il ne lui donna aucun autre signe de connaissance, ou du moins ils furent très équivoques; il eut même les yeux toujours fixés du même côté et ne parut point du tout connaître M. son frère, MM. ses neveux, ses domestiques, ni ses amis les plus intimes.

Il passa la nuit dans cet état, pendant laquelle il eut cependant de temps en temps des mouvements convulsifs dans les joues et dans les lèvres, que l'on avait déjà remarqués le jour précédent. Il n'eut pas un someil léthargique, comme on l'avait pronostiqué, mais la fièvre augmenta considérablement, et le pouls devint dur, ce qui nous détermina à lui prescrire le lendemain matin la saignée du pied. Cette saignée, loin de dégager le cerveau, parut avoir fait un effet tout contraire, car le malade fut plus assoupi; c'est pourquoi nous saisîmes l'indication de le purger et de continuer ensuite les cordiaux céphaliques et spiritueux, qui le réveillèrent un peu.

Comme ce malade n'avait point disposé ni déclaré ses intentions qui étaient intéressantes pour sa famille, on crut devoir saisir ce moment pour appeler le notaire, devant lequel on espérait du moins qu'il pourrait s'expliquer par oui ou par non, ou par quelques signes; mais on ne put jamais en avoir une parole, et il ne s'expliqua sur les différentes interrogations qu'on lui fit par aucun signe. On lui mit une plume à la main, et on lui donna du papier pour écrire ses intentions, il ne donna pas le moindre signe qu'il comprît ce qu'on désirait de lui.

Le troisième jour le malade parut plus engourdi, plus assoupi; et on s'aperçut qu'il traînait la jambe droite et qu'elle devenait paralytique; on espéra en conséquence que le dépôt pourrait gagner les nerfs; mais on y fut trompé : car elle devint paralytique, sans que le cerveau se dégageât, ce qui détermina à faire faire la saignée de la jugulaire, le sang sortit impétueusement, et en assez grande quantité, pour qu'on eût à espérer de cette saignée; cependant il ne parut point qu'elle eût soulagé le malade, qui fut même ensuite plus engourdi et plus assoupi.

Les choses étant en cet état et désespérées, on apprit que le jour de Pâques, dix avril dernier, un cierge s'était détaché, dans le temps qu'on l'éloignait du grand candélabre, qui était au-dessus de la tribune de la Cathédrale, et était tombé perpendiculairement sur la base de la tête du malade. On ne crut pas d'abord que de la cire fût capable de faire de fâcheuses impressions sur le crâne d'un homme âgé, et on soupçonna d'autant moins que ce cierge eût pu causer du désordre dans le cerveau, que cinquante-quatre jours s'étaient écoulés depuis ce temps-là : le malade n'avait eu, ni à l'instant du coup, ni dans la suite, aucun accident, si ce n'est que dans le moment qu'il reçut le coup, il fit deux ou trois faux pas comme un homme saisi de frayeur, qu'il devint pâle, et qu'il eut une plaie fort légère à la tête ; l'on se contenta de la panser avec une compresse d'eau-de-vie, et il ne garda la chambre que deux jours.

Prévenu que le malade était tombé d'apoplexie, on fit très peu d'attention à ce récit; cependant on lui fit raser la tête, plutôt par complaisance pour les parents, qui d'ailleurs proposaient un topique, dont on vantait la vertu spécifique pour l'apoplexie et pour tous les coups de la tête, que pour reconnaître l'état du crâne.

Le chirurgien qui examina la tête après qu'elle eut été rasée, vint cependant nous avertir que les téguments de la tête étaient œdémateux du côté où le malade avait reçu le coup, qu'il lui paraissait que le crâne était enfoncé ou déprimé à l'endroit où le cierge était tombé, que les téguments se trouvaient dans ce même endroit soudés avec le crâne, que cet endroit était, de plus, remarquable par sa couleur bien différente de celle des téguments voisins, et aussi parce qu'il n'y était point recru de cheveux.

Sur ce récit, nous examinâmes avec attention la tête du malade, et nous observâmes que tout ce que nous avait dit le chirurgien était vrai; nous fîmes ensuite venir les domestiques, et nous leur demandâmes si effectivement la plaie que la chute du cierge avait faite sur la tête de leur maître, avait été directement à l'endroit où paraissait une légère dépression au crâne? Ils répondirent que c'était bien au même endroit; que cette plaie avait été long-temps recouverte d'une petite croûte, qui étant enfin tombée, avas laissé une certaine humidité, qui avait long-temps suinté ou transpiré dans ce même endroit.

Pour nous assurer du fait de plus en plus, nous envoyâmes prendre sur le candélabre un cierge semblable à celui qui était tombé, nous appliquâmes sa base sur l'endroit de la tête, où le crâne paraissait déprimé, et nous reconnûmes véritablement, par la figure de la dépression et de l'angle de la base du cierge, que c'était son impression et son effet.

Nous fûmes à l'église cathédrale, pour savoir

de quelle hauteur le cierge était tombé, et nous vérifiâmes qu'il était tombé de trente pieds de hauteur. Nous apprîmes en même temps, qu'avant de tomber sur la tête du malade, il était tombé en fuyant sur le pied du crucifix qui est au-devant de la tribune, et que delà il avait été rejeté par soubresaut sur la tête du malade, d'où il y avait environ huit pieds et demi de hauteur.

Nous examinâmes ensuite le poids du cierge, mais comme ce n'était plus le même, et qu'on assura que celui qui était tombé était au moins à moitié usé, nous ne pûmes savoir au juste la pesanteur du tronçon, que l'on détermina cependant d'une livre ou environ.

Tous ces faits ayant été bien reconnus, M. Callet parut encore douter que les accidents survenus au malade, eussent été occasionés par la chute du cierge; mais pour moi je n'en doutai aucunement, et je dis aux parents que j'étais d'avis qu'on trépanât incessamment le malade; que quoique cinquante-quatre jours se fussent écoulés sans accidents, ceux qui étaient tout-à-coup survenus, joints à l'œdème et à la dépression du crâne qui était manifeste, étaient plus que suffisants et décisifs pour nous déterminer à cette opération, et qu'il n'y avait même plus d'autres ressources que celle-là. Que comme, à la vérité, les accidents étaient survenus très tard, on ne pouvait plus se flatter de l'heureux succès de cette opération, à moins qu'on ne fût assez heureux pour trouver l'épanchement entre le crâne et la dure-mère; qu'en ce cas seulement on pouvait encore espérer sa guérison; que cette sorte d'espérance était encore flatteuse dans un péril aussi pressant; elle suffisait pour ne pas balancer plus long-temps à faire le trépan, d'autant plus que sans cette opération la perte du malade était inévitable.

Quoique les parents du malade désirassent avec bien de l'empressement sa guérison, ils eurent cependant de la peine à se laisser persuader sur la nécessité du trépan; ils craignaient, d'un côté que cette opération n'abrégeât ses jours; de l'autre qu'elle ne lui laissât en cas qu'il guérisse, quelque dérangement dans l'esprit; mais quand j'eus levé ces faux préjugés, et que j'eus bien assuré que le trépan, même sans succès, n'abrégerait pas d'un moment la vie de leur parent, ils parurent apaisés; et pour n'avoir rien à se reprocher, ils proposèrent d'assembler le lendemain matin, les principaux chirurgiens de la ville. J'y consentis d'autant plus volontiers que l'affaire était aussi du ressort de la chirurgie; mais parce que le danger où était le malade devenait toujours plus pressant, je ne jugeai pas à propos de différer l'assemblée au lendemain, sur le champ on envoya de toutes parts appeler les chirurgiens, et spécialement le *chirurgien major de la marine, les sieurs Bernier, Vacher, Morel* et *Dard*. Les deux premiers ne s'étant pas trouvés à la ville, je fis le récit aux trois autres de tous les faits et de toutes les circonstances ci-dessus; je les priai ensuite d'examiner bien attentivement la tête du malade et de dire leur sentiment.

Tous les trois reconnurent un œdème dans les téguments qui recouvraient le pariétal gauche et une dépression à la partie supérieure et latérale de cet os à deux ou trois lignes de la suture, qu'ils estimèrent causée par la chute du cierge; c'est pourquoi ils furent unanimement d'avis qu'on fît incessamment le trépan, comme l'unique et la seule ressource qui restât.

Les parents flattés d'avoir encore une ressource, confièrent le tout à la prudence des chirurgiens et des médecins, qui, après avoir mûrement délibéré sur l'endroit où on devait placer le trépan, firent l'incision, ruginèrent le péricrâne, et mirent par là le malade que l'on voyait dépérir à vue d'œil, en état d'être trépané, le lendemain matin, quatrième jour de sa maladie.

L'opération faite, on ne vit rien sortir par l'ouverture, la dure-mère paraît immobile, adhérente au crâne, extrêmement tendue. On se servit du méningophylax pour lever les adhérences aux environs du trépan, ensuite on pansa le malade à la manière accoutumée.

Le lendemain on ouvrit la dure-mère, dans le soupçon qu'il pourrait y avoir du sang épanché dessous; mais on ne trouva rien sous cette membrane. On proposa pour lors d'enfoncer la lancette plus avant, et d'ouvrir le lobe antérieur du cerveau même: cette entreprise parut trop hardie, on s'y opposa et on en demeura là; mais plût au ciel que ce conseil eut été suivi! on n'était éloigné que de deux ou trois lignes au plus de la matière épanchée qui causait tous les accidents ; et si par là on n'avait pas sauvé le malade, on l'aurait au moins soulagé.

L'espérance de guérir le malade par le trépan, s'étant évanouie par le peu de succès de l'opération on désespéra de sa guérison, d'autant plus qu'il survint une rétention d'urine qu'on ne leva que par la sonde, que la fièvre augmenta, et que tous les autres accidents se multiplièrent ; cependant on convint qu'il ne restait plus de moyen pour dégager le cerveau, que les saignées du pied suivies de près, d'autant qu'elles paraissaient encore indiquées par l'état du pouls.

Le sang sortit de la veine avec une impétuosité surprenante dans les deux saignées qu'on fit ce jour là qui était le septième de la maladie. Le malade ne parut pas même affaibli de la première ; mais trois heures après, environ vers midi, il tomba dans un violent mouvement convulsif qui dura trois quarts d'heure. Sur la fin de la deuxième saignée qui ne fut pas copieuse, et qui fut faite sur le soir, il eut une petite faiblesse, après laquelle son état parut meilleur qu'il n'avait été jusque là, lorsque tout-à-coup il survint un mouvement convulsif qui dura cinq quarts d'heure et qui fut suivi d'accidents si désespérants, qu'on ne crut pas avoir le temps d'achever les prières qu'on a coutume de faire pour la recommandation de l'ame. Néanmoins, contre l'attente de tout le monde, le pouls du malade se réveilla insensiblement, de même que la respiration, et on le vit le lendemain huitième de la maladie, à peu près dans le même état qu'on l'avait vu le premier jour.

Il persista dans cette situation jusqu'au onzième, et il parla même ce dernier jour plus distinctement et plus long-temps qu'il n'avait fait jusqu'alors. On lui entendit prononcer une oraison presque tout entière, et ces paroles : *Je suis tout en Dieu, je ne veux plus que Dieu, et je ne veux rien faire qui m'éloigne de l'amour de Dieu.* Paroles qui n'avaient cependant aucune liaison, aucun rapport à ce qu'on lui demandait pour lors, mais proférées par un mouvement d'habitude qui exprimait les sentiments dont il avait toujours été rempli, et qui feront toujours un honneur infini à la mémoire de ce pieux chanoine, qui a été regretté de toute la ville, de son chapitre, et dont la parenté est inconsolable.

Voilà, Monsieur, le détail de la maladie de M. Boudret, qui mourut le 14 de ce mois, sur la fin du onzième jour de la maladie. Je crois n'y avoir omis aucune circonstance, si ce n'est que dès le troisième ou quatrième jour, il fut presque toujours en moiteur et en sueur; je croirais cependant vous laisser quelque chose à désirer si j'omettais les observations que nous avons faites à l'ouverture de la tête, c'est pourquoi je les joins ici.

1° En levant les téguments pour découvrir le crâne, nous avons trouvé une inflammation de la largeur d'un pouce, régnant le long de la suture sagittale, dans les téguments et dans le péricrâne qui la recouvre, laquelle ne ressemblait pas mal de loin à un ruban d'un rouge pourpré.

2° Une autre inflammation qui occupait la partie postérieure et supérieure des téguments qui recouvrent le pariétal gauche. Vous remarquerez cependant, Monsieur, que ces inflammations n'affectaient point les téguments extérieurs, mais seulement le péricrâne et la membrane graisseuse, et qu'il n'y avait aucune inflammation dans les téguments qui environnaient le trépan.

3° La dure-mère était si adhérente à toutes les parties du crâne, qu'il n'y eut jamais moyen d'enlever celui-ci, sans enlever en même temps cette membrane. Sa production qui sépare les deux hémisphères du cerveau, qu'on appelle la faulx, nous a paru tendue, raide et desséchée, comme un vieux parchemin.

4° Après avoir détaché la dure-mère du crâne, nous l'avons examinée attentivement, et nous n'y avons trouvé aucune marque d'inflammation ; nous avons observé au contraire qu'elle était beaucoup plus blanche qu'elle ne l'est ordinairement, à peine même avons-nous pu remarquer la trace des sinus et des vaisseaux sanguins.

5° Nous n'avons trouvé aucun épanchement entre le crâne et la dure-mère, ni entre la dure-mère et la pie-mère.

6° Nous avons trouvé immédiatement sous la substance corticale du lobe antérieur et supérieur gauche du cerveau, un épanchement de sang sec coagulé et grumelé si considérable, qu'on aurait pu tout au moins en remplir une palette dont on a coutume de se servir pour la saignée.

Vous observerez, Monsieur, 1° que cet épanchement s'étendait depuis l'extrémité du lobe antérieur et supérieur gauche du cerveau, jusqu'au corps calleux, qu'il affectait et comprimait principalement dans sa partie supérieure et antérieure; 2° que cet épanchement était immédiatement sous l'endroit où le pariétal a paru déprimé, c'est-à-dire immédiatement sous l'endroit du crâne où le malade avait reçu le coup; 3° que quand le chirurgien eût percé la dure-mère, il aurait infailliblement ouvert le sac, si l'on eût permis d'enfoncer sa lancette de deux ou trois lignes de plus, comme il le proposa.

7° Le lobe droit du cerveau, la partie postérieure du lobe gauche, le cervelet, la moelle alongée n'étaient aucunement affectés; le cerveau nous a paru même des mieux conformés, et nous n'avons trouvé aucune liqueur épanchée dans les ventricules.

8° La partie du cerveau sur laquelle se trouvait le sang coagulé et grumelé commençait à s'altérer et à s'ulcérer, quoique le sang qui y était n'eût contracté aucune mauvaise odeur ; nous avons observé cependant, en soulevant le cerveau, pour le tirer entièrement de sa boîte, que ce même sang fournissait une sanie roussâtre qui découlait le long des nerfs.

9° Après avoir fait laver le crâne, nous l'avons attentivement examiné, et nous avons été tou surpris de son peu d'épaisseur ; il était transparent comme le crâne des enfants, et très mince même à sa partie postérieure, qui est ordinairement la plus compacte et la plus épaisse.

10° Nous avons remarqué une dépression sensible à la première table de l'os au-dessus du trépan, et directement dans l'endroit ou le malade avait reçu le coup qui ne nous a pas paru avoir intéressé la seconde table.

11° Dans l'endroit de la dépression du crâne et aux environs, nous avons remarqué une contusion au diploé, de couleur de plomb, et de la largeur de deux ou trois lignes qui serpentait entre les tables du crâne.

12° Les rainures ou les sillons, formés par les ramifications de la petite branche de la carotide externe, qui se distribuent en forme de feuilles de figuier sur la dure-mère, et qui laissent ordinairement cette impression sur les pariétaux, nous ont paru bien différents sur le pariétal gauche que sur le droit; car, outre qu'elles étaient beaucoup plus profondes, nous y avons observé plusieurs gouttelettes de sang noir et épais.

Enfin, les chirurgiens ont cru avoir aperçu une fêlure dans le pariétal gauche : pour s'en assurer, ils ont frappé avec une clef sur les deux pariétaux successivement, et tous les assistants ont remarqué qu'effectivement le son du pariétal gauche était tout semblable au son d'un pot fêlé.

Je ne sais, Monsieur, si vous avez jamais fait une observation aussi singulière, que celle que je viens de vous détailler; les phénomènes qu'elle renferme sont surprenants, et semblent préparer aux physiciens matière à bien des raisonnements : il se trouve plusieurs observations qui contiennent quelques-unes des particularités qui font le prix de celle-ci, j'ose cependant avancer qu'elle n'en a pas moins le mérite de la nouveauté pour nous ; faites-moi donc l'amitié de m'écrire au plus tôt ce que vous pensez, et celle de me croire avec l'estime et la considération la plus parfaite.

Monsieur,

Votre très humble et très obéissant serviteur,

ATTHALIN.

A Besançon, le 19 juin 1746.

B. *Foyers purulents.*

Comme le sang, le pus qui s'accumule dans le crâne peut exiger l'opération du trépan. Il la réclame même plus fortement encore par la propre nature de ses propriétés. Le sang, en effet, ne nuit d'abord que par ses qualités mécaniques, qu'en distendant, déchirant, comprimant les parties voisines. Ce n'est que par la suite, qu'il acquiert en se dénaturant, parfois des qualités irritantes. C'est un des corps enfin, au contact desquels les organes, les tissus s'accoutument le mieux, et contre lesquels ils réagissent par conséquent le moins sous le rapport pathologique. Le pus au contraire, et le pus surtout que déterminent les blessures agit de la même manière que le sang, et possède en outre le facheux privilège d'exciter l'inflammation dans tous les lieux où il s'arrête. Nul organe ne le supporte sans devenir aussitôt malade. Sa présence fait naître ou tend sans cesse à faire naître d'autres accidents. Son action s'étend au loin. Il altère tout ce qu'il touche. Ce n'est que par exception qu'il rentre dans le torrent circulatoire. Alors même des dangers d'une autre nature, se manifestent souvent. C'est une sorte de poison déposé au sein de l'organisme, qui nuit à la fois par ses qualités mécaniques et par ses propriétés délétères. Aussi, quelle différence dans la sollicitude que ces deuxsortes de fluides excitent, une fois qu'ils sont épanchés dans les tissus ou les cavités du corps vivant. A moins qu'il ne soit rassemblé en masses considérables, le sang épanché n'attire l'attention qu'au bout d'un temps en général très long. On ne laisse pas sans inquiétude la moindre quantité de pus dans les organes. Infiltré, ou bien épanché dans la profondeur d'un membre, le pus fait aussitôt naître l'idée d'incisions, d'ouvertures ou de contre-ouvertures, témoin le phlegmon diffus et le phlegmon sous-aponévrotique. Pourquoi n'en serait-il pas de même dans le crâne? Là aussi la suppuration représente tantôt une espèce d'érysipèle phlegmoneux, tantôt de véritables phlegmons. Là donc, elle doit offrir les mêmes indications, et ces indications se rapportent évidemment toutes à l'ouverture des foyers purulents. Les dépôts de cette espèce forment même, on peut l'avancer sans crainte, après les corps étrangers, l'indication la plus formelle de l'opération du trépan; mais comme les épanchements de sang, les collections de pus présentent des variétés de forme, d'étendue et de siége. Elles sont diffuses ou circonscrites, larges ou étroites, en dehors ou en dedans de la dure-mère, et parfois aussi dans l'épaisseur du cerveau. Elles diffèrent encore par leur nature et par leur cause immédiate. Le pus est fluide, séreux, roussâtre, plus ou moins consistant quoique mal lié et de couleur noirâtre, quand il est en contact avec les os et le produit ou l'accompagnement d'une nécrose. On le trouve plus blanc, assez épais, quelquefois sans odeur, souvent d'une odeur infecte et d'une teinte verdâtre quand il siége dans la substance du cerveau. Entre les membranes, il participe de ces deux espèces ou se montre sous l'aspect d'une couche crêmeuse, étendue en nappe et mal limitée. Jamais, du reste, il ne forme un accident primitif des plaies de tête. L'inflammation le précède toujours; tandis que les épanchements de sang se manifestent quelquefois dès le début et sont souvent cause de l'inflammation au lieu d'en être le produit. Sa présence ne peut en conséquence réclamer la perforation du crâne que quelque temps après la blessure.

Il en résulte qu'on rencontre le pus presque constamment sous l'aspect de foyers que l'inflammation adhésive ou l'agglutination des surfaces, a pris soin de circonscrire, que c'est un abcès enfin qu'il s'agit de traiter, comme dans la plèvre, comme dans le péritoine, ou comme dans le tissu cellulaire, et non un épanchement proprement dit, et que cet abcès dont le liquide est constamment assez fluide pour s'échapper de lui-même quand on lui ouvre une issue, doit être plus facile à vider que les dépôts sanguins par l'opération du trépan.

Remarquons encore qu'une couche légère de pus, qu'une cuillerée ou deux de ce liquide, qu'un abcès du volume d'une forte noisette, suffisent pour causer les plus graves accidents, pour amener la mort même; tandis que des lames assez épaisses, des collections assez considérables de sang, peuvent n'entraîner d'abord que de légers inconvénients.

Sur la dure-mère le pus forme des foyers rarement très vastes. On peut les attaquer sans crainte avec le trépan. C'est à cause d'eux, ou pour les prévenir, qu'il convient de recourir à l'opération du trépan dans une foule de fractures et dans le cas de nécrose. Leur présence, ordinairement facile à constater, à soupçonner au moins, ne permet pas de négliger un pareil moyen.

Les accidents ne survinrent qu'au bout de 40 jours chez une malade, qui était tombée le front contre une pierre, et dont parle Frizac (*thèse sous Vaissière*, 28 janvier 1769, Toulouse). On appliqua le trépan. Un epanchement alors existait sur la dure-mère, et la guérison fut prompte. Un malade de Soulier avait reçu un coup de pierre. Quelques signes d'hémiplégie parurent le quatrième jour. Le délire s'y joignit et la mort eut lieu le 11e jour. On trouva une fracture de la table interne. Il n'y avait qu'une cuillerée de pus sur la dure-mère, accompagné d'un petit abcès au-dessous. Chez un autre, observé par Maréchal (*Acad. de chir.*, t. 1, pag. 161), et qui avait été blessé d'un coup de bâton, les accidents ne se montrèrent qu'à partir du dix-septième jour, et la mort arriva le vingt-deuxième. On ne trouva qu'un abces gros comme un pois sur la dure-mère. Sans croire que de pareils foyers aient pu causer la mort par eux mêmes, autrement qu'en faisant naître une méningite ou une encéphalite, on peut admettre que le trépan appliqué à temps eût empêché une aussi triste terminaison.

C'est alors sur-tout qu'on ne doit pas craindre de multiplier les couronnes de trépan. L'os étant malade, fait que le recollement des parois du foyer est impossible, et que l'ouverture doit absolument occasioner la stagnation des matières. Une autre raison enhardit encore, c'est que toute la portion dénudée que le trépan pourra ménager, n'en sera pas moins forcée de se détacher plus tard.

Plus profondément, c'est-à-dire entre les méninges, les abcès sont déjà moins communs. Il en existe deux raisons principales. 1° Avant d'arriver si loin l'action des causes vulnérantes a dû blesser la dure-mère. 2° Dans ce point l'inflammation purulente est plus souvent diffuse que phlegmoneuse, et les accidents qu'elle détermine emportent un grand nombre de malades avant que l'abcès n'ait eu le temps de se former. On en observe cependant là de fort étendus. En voici la preuve tirée d'une observation de Lapeyronie (Acad. de ch., t. 1, p. 250.). Le malade, affecté de plaie avec fracture au crâne, ne fut pris de symptômes de compression qu'au bout d'un mois. Le trépan permit d'enlever plusieurs esquilles, mais les accidents continuèrent. On décida que la dure-mère serait incisée, et cette incision donna issue à une palette de pus. Le foyer aurait admis un œuf de poule et avait refoulé le cerveau jusqu'au corps calleux. La guérison eut lieu.

Ici, les grandes ouvertures sont également utiles; mais comme il est possible que les os soient intacts, les contre-ouvertures ne sont pas aussi formellement indiquées que dans le cas précédent. Ainsi les abcès de la cavité arachnoïdienne exigent l'opération du trépan comme les autres. Les suites en sont plus redoutables sans doute; mais comme la maladie est de nature mortelle, de deux maux il faut choisir le moindre. Quant aux abcès du cerveau ils sont probablement moins rares qu'on ne le croirait d'après le silence des auteurs. Leur ouverture spontanée n'étant possible que dans les ventricules ou l'arachnoïde, fait qu'ils ne laissent aucun espoir de guérison quand on les abandonne aux ressources de la nature. Quelques-uns d'entr'eux ne sont parvenus à s'échapper par le nez ou par l'oreille qu'après avoir carié et profondément altéré les os. Et si d'autres venaient à se vider par les fentes d'une fracture, ou par le trou d'un trépan, comme on le voit chez un des malades de J.-L. Petit, ce serait autant de preuves de plus à l'appui de l'utilité de l'opération. Tout annonce d'ailleurs que beaucoup de blessés sont morts, faute de cette opération, avec des dépôts dans la substance cérébrale. En voici deux exemples qui ne sont pas moins concluants que ceux de Belair et de la Peyronie (Acad. de ch., t. 1, p. 239). Ils sont tirés d'Atthalin, de Besançon. (Lettre à un médecin de province, 174 *b*., p. 33 et 34.)

5e Observation.

M. Le professeur Charles mon confrère a, parmi ses observations, l'histoire d'un soldat qui ayant reçu un coup de bâton sur la tête, n'eut aucun de ces accidents que nous appelons primitifs, ni même aucune fonction dérangée, mais auquel cependant il survint très long-temps après, et dans le temps qu'on s'y attendait le moins, un assoupissement avec paralysie, dont on ne put jamais le tirer, malgré tous les secours qu'on employa. Lorsqu'il fut mort, on examina la tête: il n'y parut extérieurement aucun vestige du coup reçu; cependant, on remarqua une fêlure au crâne et immédiatement dessous un épanchement dans la substance même du cerveau.

6e Observation.

M. Arvisenet de Gy, docteur en médecine restant à Paris pour s'y former dans la pratique, voulut prendre un livre placé sur un rayon élevé: la chaise sur laquelle il était monté étant mal assurée, le pied lui manqua: et comme il voulut se retenir après le rayon, il le tira sur lui, et en même temps un grand nombre de livres lui tombèrent pêle-mêle sur la tête et sur tout le corps. Il fut étourdi pendant un instant, après quoi il se releva cependant sans être aidé, et remit chaque livre dans sa place. Depuis cet accident il n'eut pas beaucoup d'appétit; mais il fit, du reste, toutes ses fonctions, et il ne lui resta qu'une pesanteur de tête qu'il négligea. Deux mois après il leva aux parties casuelles la charge de médecin royal du baillage de Gy; il venait de s'y établir lorsqu'il fut surpris dans la route d'une douleur de tête insupportable. Arrivé à Gy, la douleur de tête continuant de l'assoupissement survint; on m'appela, je le fis saigner jusqu'à sept fois, tant au bras qu'au pied et à la jugulaire sans succès; la mémoire, la raison et les sens s'affaiblirent insensiblement, et enfin s'éteignirent entièrement, sans que le malade eût eu le moindre mouvement de fièvre; son pouls était même au contraire d'une lenteur surprenante. Enfin après plusieurs mouvements convulsifs il mourut. J'ouvris la tête, et je trouvai un abcès de la rondeur et de la grosseur d'une boule de billard, rempli d'une matière rougeâtre et verdâtre, sans odeur, situé à la partie postérieure et inférieure du cerveau.

M. Roux a fait connaître un cas de ce genre encore plus remarquable (Archives gén., t. 24, p. 81) recueilli sur une femme à la Charité. Deux couronnes de trépan furent appliquées. On ne trouva de foyer ni sur la dure-mère ni au-dessous. La malade mourut. Un abcès énorme existait dans l'épaisseur du cerveau à trois lignes de profondeur, un peu au-dessus de la perforation du crâne.

Se fondant sur le succès remarquable de J.-L. Petit, Boyer (t. 5, p. 138) partage d'ailleurs l'opinion de Quesnay (Acad. de ch., t. 1, p. 238), et ne recule en aucune façon devant la nécessité d'enfoncer le bistouri dans la propre substance du cerveau. Il est bien prouvé par les expériences modernes, et par des observations recueillies sur l'homme, qu'on peut inciser ou piquer assez profondément les hémisphères de cet organe sans entraîner inévitablement la mort. Cependant il faut ne pas oublier qu'en approchant des centres médullaires ou de la base du crâne, les blessures de ce genre seraient excessivement dangereuses bien que M. Dupuytren (Pathol. méd. ch., t. 4 p. 308) soit allé ainsi jusqu'à un pouce de profondeur, et qu'il ait eu le bonheur de tomber sur l'abcès. Si l'état du malade n'était pas trop pressant, une précaution pourrait être prise et mettrait le chirurgien plus à l'aise dans ce cas; ce serait, après avoir ouvert le crâne et la dure-mère, d'attendre avant d'aller plus loin. Il arriverait ce qu'on voit aux kystes de l'abdomen traités par la méthode de M. Graves (Arch. gén. de méd.) ou à la manière de M. Begin (Journal hebd. de méd.); le sac distendu par le pus, libre de toute compression vers un point y serait le plus souvent poussé par la force expansive du cerveau. L'ouverture en serait ensuite extrêmement facile si elle ne s'opérait promptement d'elle-même. On aurait encore l'avantage en se comportant ainsi de solliciter autour du point trépané des adhérences qui diminueraient d'autant les dangers de la méningite et empêcheraient le pus de se former entre la dure-mère et la surface du cerveau.

Jusqu'ici je n'ai discuté les indications du trépan, que sous le rapport des accidents qui peuvent compliquer les blessures de la tête, et sous le rapport anatomique. Je vais les envisager maintenant sous le point de vue purement pathologique ou symptomatologique, c'est à dire qu'au lieu de m'en tenir à chaque lésion simple, je vais examiner jusqu'à quel point les principales lésions générales ou complexes peuvent servir à éclaicir cette question.

CHAPITRE III.

Accidents complexes.

Les différent cas étudiés plus haut ne deviennent si redoutables, que par leur réaction sur le cerveau et c'est sur-tout pour dissiper ou prévenir cette réaction qu'on emploie le trépan dans les plaies de tête. Voyons en conséquence à quelles sortes de lésions traumatiques du cerveau, l'opération du trépan peut remédier, et à quelle genre de maladie ces lésion appartiennent. Toutes ont été comprises sous le titre de compression, de contusion, de commotion et d'inflammation.

Section Ire. Compression.

Sous le rapport de la compression, le cerveau forme un genre tout-à-fait à part dans l'économie. Masse compacte et pleine, d'une cohésion extrêmement faible, ne pouvant ni s'épanouir ni s'affaisser, sans que ses fonctions ne s'altèrent ou ne se suspendent même sur-le-champ, il ne peut supporter sans danger la moindre gêne dans la cavité qui le renferme; entouré de parois inextensibles, il lui est imposible de se gonfler. Sillonné par des milliers de vaisseaux, qui tendent sons cesse à s'élargir, il fait continuellement effort pour augmenter de volume; de là même une harmonie indispensable à l'exercice des autres fonctions, qu'un rien peut troubler, et qu'il importe néanmoins à tout prix de ne pas rompre. C'est un organe qui vit sous l'influence de quatre forces, dont il faut absolument se faire une idée nette pour apprécier exactement la valeur de l'opération du trépan.

La première force à considérer dans le cerveau est la force d'expansion, ou son ressort; la deuxième, qui gouverne en partie la première est celle de la circulation dans le réseau capillaire ou la substance médullaire; la troisième est constituée par le mouvement ou le choc des vaisseaux de la base du crâne; la quatrième enfin est une force de résistance et se trouve dans les parois du crâne.

En réagissant l'une sur l'autre au-delà de certaines limites, ces diverses puissances occasionnent nécessairement une compression. Une dilatation variqueuse des artères superficielles ou profondes, comprime le cerveau sur lui-même. La congestion de son parenchyme le comprime contre la dure-mère. Un épanchement entre les membranes le comprime de la périphérie au centre, etc. Sa densité, ou son ressort fait que des liquides, que des corps mous, tels qu'une éponge, déposés à sa surface ne le compriment pas ou ne le compriment pas assez pour en altérer sensiblement les fonctions. Un corps solide ne le comprimerait pas non plus s'il n'offrait un poids assez considérable. En remarquant que pour exercer une compression manifeste, ce poids doit l'emporter sur les trois premières forces indiquées on concevra que ce n'est pas là le mode ordinaire de la compression du cerveau. C'est un point de *doctrine*, que M. Flourens (*Considérations sur l'opération du trépan, etc.*, 1830.) me paraît avoir très bien établi, et dont on constate la justesse en tenant le doigt avec une certaine force sur l'encéphale d'un homme qu'on vient de trépaner, ou d'un animal auquel on a ouvert le crâne; sous ce rapport le cerveau est, il faut en convenir, plus favorablement disposé que le poumon et le tube digestif, qui n'en réagissent pas moins à peu près de la même manière au fond contre l'action des forces de compression auxquelles ils peuvent être soumis. Si les corps étrangers, soit liquides, soit solides, ne compriment pas le cerveau par leur poids, ils n'agissent donc que par l'intermède d'une autre puissance. La pression qu'ils exercent est donc indirecte et non immédiate. Cette puissance est la quatrième que j'ai indiquée, c'est la résistance de la boîte crânienne.

La première conséquence d'un semblable fait est que la trépanation ou la destruction de la portion solide du crâne qui couvre le corps étranger, dans la compression cérébrale, n'a pas seulement pour effet de permettre la sortie ou l'extraction de ce corps; mais aussi l'immense avantage d'anéantir la puissance comprimante, en dégageant le cerveau de l'obstacle qui en avait vaincu la force expansive et le ressort.

C'est pour avoir omis cette particularité, que M. Serres (*Ann. des hôpit.*, t. 1, p. 250, 256, 257, 258) est arrivé à conclure que les fluides épanchés dans le crâne, sont incapables de comprimer le cerveau, et que, sous ce point de vue, l'opération du trépan est à peu près inutile. Les expériences et les observations qu'il invoque prouvent, comme il le dit, que les altérations propres du cerveau font naître quelques-uns des accidents généralement attribués à la compression, et qu'une assez grande quantité de sang peut exister entre les membranes sans causer de trouble considérable; mais elles ne démontrent nullement que les épanchements crâniens n'agissent pas par compression. Les expériences postérieures de M. Flourens le réfutent d'ailleurs victorieusement sur ce point. Le sang fourni par une des artères cérébrales antérieures, ouverte avec toutes les précautions désirables, était-il retenu dans le crâne, on voyait la perte successive des sens et la paralysie se manifester à mesure qu'il s'étendait d'avant en arrière sur les lobes cérébraux; permettait-on, au contraire, au fluide de sortir au dehors, on voyait l'animal retrouver toutes ses facultés dans l'ordre où il les avait perdues, et cela quelquefois instantanément.

La chirurgie fourmille de faits non moins probants. Chez le malade de la Peyronie, que j'ai déjà cité, les injections, retenues dans le foyer, causaient à l'instant la paralysie et le coma, qui disparaissaient aussitôt qu'on avait retiré le liquide du crâne. Une jeune fille, âgée de dix-sept ans, et qui avait fait une chute plusieurs années auparavant, vint à la Charité pour s'y faire traiter d'une fistule qu'elle portait depuis sa blessure au pariétal gauche. Quand cette fistule venait à se fermer, la malade tombait dans le coma et tous les accidents de la compression. Dès que la plaie se rouvrait, au contraire, on voyait les symptômes se dissiper comme par enchantement. M. Roux (*Archiv. gén.*, t. XXIV, p. 80.) recourut à l'opération du trépan, trouva du pus sur la dure-mère qui était perforée et qu'il incisa largement, pour mettre à nu un assez vaste foyer placé au-dessous. Le succès fut complet. Un blessé de Waterloo, paralytique et dans le coma pendant que M. S. Cooper (*Dict. de ch.*, t. II, p. 519.) le trépanait, s'assied aussitôt qu'une esquille est enlevée, parle, se lève même et s'habille. Il guérit très bien. Combien de cas, plus ou moins analogues, ne pourrait-on pas invoquer! Là dessus il ne peut pas y avoir de doutes, et je m'y serais moins arrêté si M. Gama (p. 225) n'avait pas implicitement adopté récemment les idées de M. Serres.

La cause d'une division aussi tranchée sur un fait en apparence aussi facile à constater, mérite toutefois d'être signalée. La raison que j'en ai donnée au commencement de ce chapitre n'est pas la seule. On en trouve une autre dans la manière dont les expériences ont été faites. M. Serres, ouvrait le sinus longitudinal et M. Flourens une artère. C'en est assez déjà pour expliquer une certaine diversité dans les phénomènes. Le sang des sinus s'écoule avec une grande mollesse, et, comme tout le sang veineux, est peu coagulable. Le sang de l'artère cérébrale antérieure s'échappe au contraire avec impétuosité et se concrète très rapidement. Dans le premier cas la compression a donc pu être faible et s'effectuer avec lenteur, tandis que dans le second elle a dû être et plus prompte et plus forte. Pour que la compression du cerveau fasse naître les symptômes qui la caractérisent il faut qu'elle soit portée à un certain degré, qu'elle contre balance au moins, comme nous l'avons vu, le ressort de la substance médullaire. On arrive d'autant mieux à ce résultat qu'elle est plus rapide. En s'effectuant par degrés insensible elle peut aller très loin sans être annoncée par aucun symptôme. D'un autre côté l'ouverture d'un sinus de la dure-mère lorsqu'on veut obliger le sang à s'épancher entre les méninges, est presque constamment accompagnée de quelque lésion au cerveau, de sorte que deux ordres de phénomènes se trouvent bientôt confondus; tandis qu'on divise aisément et sans rien blesser les artères lobaires antérieures comme l'a fait M. Flourens.

De ces expériences contradictoires, confirmées d'ailleurs, par lapratique chirurgicale de tous les temps il résulte ; 1° que l'épanchement des liquides dans le crâne exerce une compression; 2° qu'à la surface cette compression est due à la résistance du crâne et non au poids des liquides ; 3° que dans la substance cérébrale elle dépend et de l'inextensibilité des parois du crâne et des trois forces organiques de l'encéphale; 4° qu'elle a besoin de franchir certaines limites pour causer des accidents et que ces accidents peuvent ne pas se montrer si elle s'opère lentement; 5° que l'opération du trépan, en est le remède par excellence.

Cette dernière conclusion, la plus essentielle pour nous, mérite que j'y revienne un moment. S'il est impossible en effet d'en nier l'exactitude en théorie, il semble ne pas en être toujours de même dans la pratique. On voit, d'une part, des cas nombreux de compression guéris sans trépanation, et personne ne doute, d'un autre côté, que la compression ne résiste souvent à l'opération du trépan.

Rien n'est plus facile à comprendre et moins contradictoire que ces résultats divers. La compression est un effet qui peut en entraîner plusieurs autres. Elle est simple ou compliquée et offre plusieurs nuances qui doivent être distinguées. Quoique brusque et profonde, elle peut disparaître plus ou moins complétement sans secours, si le cerveau n'est ni déchiré ni contus, s'il ne s'y joint ni inflammation ni suppuration, si l'action cérébrale n'est pas d'abord trop fortement atteinte. C'est ce qui a lieu souvent quand elle dépend d'un enfoncement sans esquilles des os du crâne, d'un épanchement de sang, d'un corps étranger solide qui présente peu d'inégalités, parce qu'alors elle est toute mécanique, et qu'à moins de changer de nature, elle tend plutôt à diminuer qu'à augmenter. On explique ainsi une partie des guérisons sans trépan, de plaies de tête avec symptômes graves qui ont tant occupé et qui étonnent encore chaque jour les observateurs. Si la compression est produite par des corps irréguliers au contraire, par du pus, par un liquide doué de quelque âcreté, si l'épanchement qui la cause est de nature à augmenter, si elle est compliquée de contusion un peu forte ou de quelque lacération, il est tout simple que les accidents continuent et quelque fois malgré l'application du trépan ; car cette opération peut bien détruire la cause de la compression sans en arrêter nécessairement les effets. De même qu'en retirant le pus d'un abcès externe par une incision on ne prévient toujours, ni l'érysipèle, ni les fusées purulentes, de même en ouvrant le crâne pour remédier à la compression, on ne peut pas répondre d'empêcher constamment la désorganisation ou l'inflammation de gagner et de s'étendre. Mais en voilà suffisamment pour établir que si l'opération du trépan n'est pas toujours indispensable, ni suffisante dans le traitement de la compression, elle n'en est pas moins le meilleur remède, quels que soient d'ailleurs la cause, le degré, la nature ou les complications de celle ci.

Section 2. Contusion.

La contusion du cerveau est une des complications les plus communes des fractures ou des plaies pénétrantes du crâne. Il n'est pas jusques aux blessures sans solution de continuité des os qui ne puissent laproduire. On conçoit difficilement, en effet, qu'un point donné du crâne puisse être brisé ou seulement ébranlé avec violence, sans que la masse cérébrale ne ressente en même temps l'action du choc. Si cette contusion a presque toujours lieu derrière la région frappée, elle est possible aussi cependant vers la région diamétralement opposée. Les degrés en sont extrêmement variés, et se trouvent compris entre la simple ecchymose et le broiement le plus complet. Par elle-même la contusion ne tirerait aucun fruit de l'emploi du trépan ; mais comme l'inflammation et la suppuration en sont une suite à peu près inévitable, on peut se demander s'il ne serait pas convenable de lui opposer cette opération à titre de moyen préventif ; et puisqu'il est de précepte de mettre à nu le fond de toute contusion extérieure qu'on sait ne pouvoir se résoudre, ou qui doit passer à la suppuration, pourquoi ne pas agir de même pour les contusions cérébrales. A moins qu'elle ne soit légère, assez légère pour ne causer que d'assez faibles accidents, la contusion du cerveau me paraît incapable de résolution. Si elle est portée un peu loin, on la voit bientôt donner lieu à une matière pultacée, véritable mélange de sang, de tissus altérés et de pus dont le foyer n'est pas moins à craindre que celui du plus mauvais abcès. Comment obvier à cette terminaison ou la prévenir autrement que par l'opération du trépan ? Si le crâne est ouvert, les parties contuses seront rejetées peu à peu au dehors. Il en sera de même des liquides dénaturés qui s'y trouvent naturellement mêlés, et de la sécrétion morbide qui complique bientôt cet état. La congestion locale se fait ainsi sans obstacles, sans exciter de compression. Dans le cas contraire, le mal pénètre de plus en plus ; les matières tendent à s'infiltrer aux environs ; leur présence irrite le reste de l'encéphale. La turgescence de la région malade amène la compression, et la compression favorise à son tour l'inflammation : de manière que la contusion, même indirecte ou par contre-coup, exige fréquemment l'opération du trépan.

Si quelques malades qui ont eu le cerveau traversé par une balle, guérissent sans trepan, quoique la plaie soit nécessairement contuse alors dans toute son étendue, c'est que le projectile s'est chargé lui-même de l'opération en pratiquant une et quelquefois deux ouvertures au crâne, ouvertures qui permettent au putrilage de la blessure de ne pas rester à l'intérieur. En outre, il est très probable qu'avec la trépanation, la santé se serait encore mieux rétablie, et que plusieurs sujets qui sont morts, auraient été sauvés.

Sect. III. *Commotion.*

Sorte de contusion moléculaire, la commotion est un phénomène auquel la perforation du crâne ne semble pouvoir apporter aucun remède. Quelques praticiens, Hill entre autres, qui en expliquent les prétendus succès par l'écoulement du sang, l'ont cependant conseillée dans ce cas : c'est une idée que rien ne justifie, et que comme Abernethy, je crois devoir repousser avec force. Dans la commotion il n'y a ni corps étranger à extraire, ni compression à faire cesser. L'opération du trépan n'aurait aucun but. Les deux malades que M. Beck de Fribourg (Répert. gén. de Kleinert, n°7, 1828, p. 93) opéra pour remédier à la commotion, avaient aussi des fractures ; d'ailleurs ils sont morts tous les deux. La saignée locale dont parle Hill peut être obtenue par des moyens plus doux. Ce serait en outre une singulière méthode que celle qui consisterait à remplacer la lancette par des couronnes de trépan !

Sect. IV. *Inflammation*.

Dans les plaies de tête, l'encéphale peut être pris de deux sortes de phlegmasies, l'une des membranes, l'autre du parenchyme. Au premier coup d'œil il ne semble pas que le trépan doive être plus utile là que dans la commotion. En y regardant de près néanmoins on ne tarde pas à reconnaître que c'est une question à résoudre et qui mérite d'être étudiée de nouveau. Nul doute que dans l'inflammation il n'y ait afflux de liquide, accroissement des forces de ressort ou d'expansion de l'encéphale, et par conséquent compression.

Nul doute ensuite que de larges ouvertures au crâne ne puissent, à la rigueur, modérer cette compression. M. de Blainville (Dict. de Chir. prat. t. 7, p. 239) qui avait en quelque sorte deviné la théorie de M. Flourens sous ce point de vue, et M. Foville (Ibid., p. 234) qui se demande très nettement s'il ne conviendrait pas de trépaner dans l'encéphalite, ont donc émis un doute qui n'est pas indigne de toute attention. Je n'ai, du reste, ni à combattre ni à défendre une semblable pensée pour le moment, mon but étant de voir si l'opération du trépan est avantageuse dans les inflammations traumatiques du cerveau, et non dans l'encéphalite proprement dite. Pour en dire mon avis toutefois, je ferai remarquer que, selon toute apparence, quelques couronnes de trépan dans une méningite ou une cérébrite générale, ne seraient pas plus efficaces qu'une seule incision dans un vaste phlegmon diffus. Il faudrait en cribler le crâne pour en espérer quelques succès, et cela n'est raisonnablement pas proposable.

Revenons à l'inflammation traumatique. Si elle est diffuse et bien établie, on ne doit pas songer au trépan, quoique la mort soit à-peu-près certaine. Si elle est encore cirsonscrite et menaçante, on aurait tort peut-être de rejeter l'opération d'une manière absolue. Nous verrons par la suite, que des malades trépanés par Dease et par Schmucker, quand il existait une méningite non douteuse, ont fini par se rétablir. Cependant on n'ignore pas que cette phlegmasie se termine presque toujours d'une manière fatale. En parcourant les recueils d'observations, il est aisé de se convaincre que les plaies de tête avec ouverture du crâne sont en général accompagnées de phénomènes inflammatoires moindres que la plupart des autres, et d'autant moindres que la perte de substance est plus considérable. Les vingt-deux malades dont Paroisse (*Obs. de chir.* 1806) donne l'histoire, et que M. Foville (*Dict. de méd.* t. 7, p. 236) a déjà cités, avaient tous des blessures de ce genre. Aucun ne put garder le lit. Ils furent obligés de faire plus de trente lieues à pied, sans s'astreindre au moindre régime. Douze guérirent cependant, et les dix autres ne succombèrent pas à des accidents de méningite. En eût-il été de même si avec des blessures aussi gra v s, la boîte encéphalique n'avait offert aucune ouverture? on peut en douter. Il n'y a pas de chirurgien d'armée qui n'ait été surpris de la prompte guérison des plaies avec enlèvement d'une grande portion du crâne ou du cerveau, de la simplicité de ces plaies en général, et du peu de gravité des symptômes inflammatoires qui s'y joignent. La pratique civile elle-même fournit une foule de faits semblables. Marchettis (*Bonet*, 212) en cite un. On en trouve un autre dans Tulpius (*Bibl. de Bonet*, t. 4, p. 1.). Schutte (*Acad. de Berlin*, t. 3, p. 223) dit qu'un enfant de douze ans avait eu une grande portion du crâne et du cerveau enlevée par une aile de moulin et qu'il guérit très bien. Schenk, Muys, D. Hoffman, Teubeler rapportent aussi de pareils exemples. M. de Guise (*séance de la Soc. de la Facalté de méd.*, 1809, 17 août) en a fait connaître un dès plus curieux, et tous les chirurgiens militaires ont fait des observations analogues. Le nombre de ces observations est tellement grand aujourd'hui qu'on est réellement en droit d'en tirer quelques conséquences.

En envisageant le mécanisme de la compression comme nous l'avons fait, de pareils résultats n'ont rien après tout de bien extraordinaire. Toute perte de substance un peu étendue du crâne, fait que la plaie du cerveau se trouve pour ainsi dire dans les conditions d'une plaie simple. On craint peu la compression parce que l'afflux encéphalique rencontre un défaut de résistance qui en amortit l'effort. Les chances d'inflammation sont ainsi diminuées. En supposant que cette inflammation survienne, on prévoit en outre qu'elle doit tendre à se concentrer sur la solution decontinuité ou dans le voisinage. S'il en est ainsi, le trépan peut être d'un grand secours à titre de moyen préventif, car il donne au chirurgien la faculté de mettre le cerveau dans l'état où le placent les plaies de tête avec déperdition de substance aux parties dures.

Sans oser encore conclure de ces motifs et de ces inductions, que l'opération du trépan doive prendre rang parmis les remèdes de l'inflammation dans les plaies de tête, je répéterai cependant que c'est une question nouvelle à examiner.

Je ne vois rien de téméraire dans cette pensée. La hardiesse est pardonable en face d'une maladie dont la mort est la fin habituelle. La violence de la médication n'est rien quand il s'agit de sauver la vie. Comme c'est d'inflammation consécutive du cerveau que meurent les deux tiers au moins des sujets blessés à la tête, il est permis de songer à tout pour prévenir ou éteindre une si grave complication. Le phlegmon diffus des membres, est infiniment moins redoutable. Les incisions multipliées, longues, profondes, conseillées pour le combattre sont plus effrayantes, en proportion, que la trépanation. On les emploie cependant tous les jours et avec un succès parfois miraculeux. Le premier de ces moyens est certainement moins cruel que le second. Et puisque l'affection qui semble le reclamer est pour ainsi dire au-dessus de toute ressource, le chirurgien serait excusable selon moi de le tenter.

Sect. V. *Accidents tardifs.*

Quelques malades, d'abord assez bien guéris de leurs blessures, éprouvent, au bout d'un nombre variable de mois ou d'années, des symptômes assez graves pour nécessiter l'opération du trépan. Ces symptômes sont, tantôt une douleur fixe, permanente ou intermittente, dans le point anciennement altéré, tantôt des mouvements convulsifs ou tétaniques, qui viennent et disparaissent de temps à autre, tantôt des accidents de paralysie, et quelquefois, enfin, de véritables accès d'épilepsie. La cause de pareils maux tient ordinairement à quelques parcelles d'os nécrosés, à quelques esquilles, à quelques corps étrangers oubliés dans le crâne et placés de manière à n'irriter le cerveau que par moments. Du pus, des caillots de fibrine desséchés, des portions de membranes décollées ou mortifiées, ulcérées et mobiles, sont dans le même cas. Quelquefois aussi on est réduit à en accuser une légère altération de l'os, du péricrâne ou de la dure-mère. Ce sont, à proprement parler, les mêmes lésions anatomiques, plus ou moins dénaturées, il est vrai, que celles qui ont fait le sujet de notre premier chapitre. D'après cela, les indications du trépan devraient être également les mêmes. Il y a cette différence néanmoins que, dans le principe, la vie étant compromise, il y avait urgence; tandis que maintenant le tout se réduit à de la gêne, à une infirmité douloureuse ou à charge, mais qui peut ne pas menacer l'existence. Il y a lieu de temporiser alors, de ne pas opérer peut-être.

Toutefois, comme les accidents de cette sorte finissent souvent par devenir inquiétants, et qu'en définitive ils ne laissent aucune sécurité, ni au malade, ni au chirurgien, on aurait tort de ne les attaquer jamais avec le trépan. Si le malade le réclame et que le siége des souffrances soit bien déterminé, on doit se décider à l'opération; on prendra garde seulement de s'en laisser imposer par des coïncidences trompeuses, comme dans un cas où des douleurs qu'on croyait tenir à une plaie du crâne, pour lesquelles on était, dit saint André, (nature des remède 1700) sur le point de pratiquer la trépanation, furent dissipées par de simples lavements anti-hystériques. S'il y a une corrélation évidente entre ce qui s'est passé et ce qui existe ; si rien autre chose ne peut rendre compte des symptômes, que l'ancienne blessure; si la cicatrice ou le point frappé, est sensible, douloureux sous la pression ; s'il y a dans cette région plus de chaleur qu'ailleurs ; si on y remarque de la rougeur ou de l'œdème, un peu de gonflement ou de crépitation, l'opération est assez positivement indiquée pour permettre de l'exécuter sans regrets. Quelques malades en éprouveront des suites graves peut-être. Un jeune homme, dans le crâne duquel il était resté quelques grains de plomb, et que M. Clemot opéra pour le guérir d'accès épileptiformes développés depuis la blessure, mourut le quatrième jour. Boyer parle d'un malade qui succomba aussi au bout de quelques jours à un violent érysipèle, quoique l'opération n'eût pas été terminée et qu'on se fût borné à l'incision des parties molles. Bell cite encore un fait du même genre. Mais si le chirurgien se laissait intimider par la possibilité de semblables malheurs, il n'oserait jamais agir sur la peau d'aucun malade. La plus petite incision, la plus légère piqûre, la saignée, un vésicatoire, l'application d'une sangsue, d'un cataplasme, d'un emplâtre, etc., pourraient en faire autant, et cela n'empêche nullement d'y avoir recours chaque fois que l'occasion s'en présente. Ces insuccès, après tout, ont été rachetés maintenant par de nombreuses guérisons radicales.

Un malade chez lequel la plaie s'était fermée trop tôt, devint épileptique ; Sala (Bonet, p. 215.) le soumit à l'opération du trépan et le guérit. Le nommé Deneu, que cite M. Larrey (*Mém. à l'Institut*; avril 1834.), fut aussi pris d'épilepsie après la guérison de sa blessure. Une fistule qui était restée, permit de reconnaître une esquille, dont on fit l'extraction. Il y a maintenant trente-trois ans, et l'épilepsie n'a plus reparu. Des malades atteints d'épilepsie avant l'opération du trépan, ont été guéris de leurs accès tant que l'ouverture du crâne est restée libre, et sont retombés ensuite dans leur premier état. Boucher et de La Motte (Boyer, t. V, p. 142.) rapportent chacun un cas de cette espèce. (*Voy.* aussi Quesnay, *Acad. de chir.*, t. I, p. 173. J'ai vu en 1813, un chirurgien de Château-du-Loir trépaner un paysan des environs de cette ville, pour une épilepsie, suite de coups sur la tête, et réussir. M. Dudley, n'a pas été moins heureux depuis.

Maréchal (*Acad. de chir.*, t. 1, p. 170) cite le fait d'une demoiselle qui, ayant reçu un coup de triangle sur la tête, n'en ressentit long-temps après d'autres accidents qu'une douleur fixe dans le lieu frappé. Le trépan fut appliqué avec succès, et cependant on ne trouva qu'un peu de sécheresse à l'os. Un autre, qui avait été frappé par une bûche, resta avec des douleurs fixes et un écoulement par l'oreille. Un an après on le trépana sans rencontrer de pus, et cependant Morel (*Acad. de chir.*, t. 1, p. 170) dit qu'il guérit.

Vacher (*Id.*, p. 171) alla même jusqu'à trépaner pour une douleur fixe qui ne se rattachait à aucun coup. Le malade mourut, il est vrai, mais on vit qu'il portait une tumeur fongueuse au cerveau.

Ainsi, quand des accidents de ce genre persistent, il faut, comme le dit encore Boyer (t. 5, p. 140) découvrir l'os et trépaner s'il semble exister quelque altération au-dessous. Quelquefois même il a suffi de mettre à nu le point douloureux du crâne pour dissiper tous les symptômes. Pouteau (*Œuv. posth.*, t. 2, p. 77, 111) en relate des exemples curieux. Forestus et Scultet (*Acad. de chir.*, t. 1, p. 172) en avaient déjà fait la remarque. Une jeune fille de quinze ans, dit Gervais (*Acad. de chir.*, t. 1, p. 172) éprouvait une douleur si vive sur le point du crâne qui avait porté dans une chute, qu'on ne pouvait pas y appliquer le doigt sans amener la syncope. Une incision montra le péricrane décollé. Il se fit une exfoliation et la guérison eut lieu. Une religieuse de Mantes qu'on trépana pour une douleur vive du crâne accompagnée de fièvre, se rétablit également. On voit, en outre, dans le Mém. de Quesnay (p. 162—179) que l'opération a été mise en usage avec succès sur divers individus, au bout de trois semaines par Riedlinus, qui trouva du sang sur la dure-mère; de six semaines, par Lamzwerde, qui en obtint un résultat semblable; de deux mois, par Hilden, qui rencontra du pus; de trois mois, par Marchettis; de six mois, par

Scultet. Theden y eut recours au bout de deux ans (Progrès ult., pag. 95) ; Bérenger de Carpi retira aussi des esquilles au bout de quelque temps et Covillard un fragment de corps étranger qui ne parut qu'après plusieurs jours. (Obs. Chir., p. 80, 1640.); Klein (*Journal de chir. et d'ophtalmol.*, 3e vol., 2e cahier, 219), donne aussi quelques observations intéressantes de trépanations tardives.

Septième observation.

Dix-neuf ans. Large plaie contuse sur le côté gauche du front par un coup de bâton. Le coronal est brisé et enfoncé. A l'exception d'une commotion passagère, pas d'accidents immédiats. Au bout de treize jours, vertiges et douleurs au niveau de la blessure. Néanmoins on n'emploie aucun traitement actif et, au bout de deux mois, la plaie se cicatrise. Long-temps avant, le blessé avait repris son métier de boucher. Mais les accidents augmentent : vomissements, affaiblissement de la vue et de l'ouïe; paralysie du côté droit ; délire ; écoulement involontaire des urines et des matières fécales ; respiration pénible. Klein, appelé onze semaines après la blessure, trouve l'os enfoncé sous la cicatrice. Application d'une couronne de trépan; les fragments enfoncés comprimaient le cerveau. Incision de la dure-mère et ouverture d'un rameau de l'artère méningée; l'hémorrhagie est arrêtée par une éponge et de l'eau froide. Le malade reprend connaissance, ne délire plus ; la paralysie diminue. Le soir, quelques accidents, qui se dissipent bientôt. Pendant deux mois amélioration graduelle. Alors attaque d'épilepsie; la plaie se guérit, mais les attaques d'épilepsie se renouvellent tous les quinze jours. Le malade mourut dans une attaque, quatre ans après. Le cadavre ne fut pas ouvert.

Huitième observation.

Femme de trente-cinq ans. Coup de poing sur la tête, qui brise un peigne en corne. Perte momentanée de l'ouie et de la vue. Pas de vomissements. Depuis ce temps douleurs de tête insupportables, partant d'un point du synciput, qu'elle peut couvrir avec le doigt et s'étendant à toute la tête. Avant cela pas de maux de tête.

Au bout de trois ans elle vient chez Klein et avait essayé beaucoup de choses. Il fait de nouveaux essais pendant huit mois, puis applique une couronne de trépan sur le point indiqué qui est dirigé sur la faux du cerveau. Il croyait à une veine variqueuse et trouva une glande de Pacchioni tuméfiée, qui avait produit une dépression de la moitié de l'épaisseur de la portion enlevée. Cessation immédiate de la douleur. Après la guérison la douleur reparaît, mais part d'un point situé à un demi-pouce derrière la couronne du trépan. Douleurs de plus en plus fortes, affaissement général, pupilles dilatées, peu sensibles; amaigrissement. Un an après la première opération, deuxième couronne fort large. Cessation immédiate de la douleur. Rétablissement des fonctions. Depuis sept ans la guérison s'est maintenue.

Neuvième observation.

Vingt-six ans. Coup de bâton sur le pariétal gauche, à l'angle supérieur et postérieur. Chute. Se relève bientôt. Pendant trois mois pas d'accidents. Ensuite douleurs de tête qui commencent au point frappé et s'étendent à toute la tête et sont si intolérables qu'elles font naître le désir du suicide; en même temps tumeur dans la région de la rate. Après avoir tout essayé contre la douleur et la tumeur, au bout de neuf ans Klein conseille le trépan et le pratique. Après l'incision des téguments, du périoste et de l'os, écoulement continuel et très abondant de sérosité à peine rougeâtre. On trouve une glande de Pacchioni gonflée, mais sans changement dans sa couleur. L'écoulement continue avec la même abondance, malgré la pression, les styptiques, etc., et le malade s'éteint treize heures après.

A l'ouverture, tous les vaisseaux vides. Ceux du foie et des poumons qui ne l'étaient pas, contenaient le même liquide aqueux qui s'était écoulé pendant la vie. Aucune lésion notable au cerveau, excepté vers la glande indiquée. Viscères normaux, excepté un gonflement énorme de la rate.

L'auteur conclut que le malade serait mort hydropique un peu plus tard, et que l'opération n'a fait que hâter la terminaison fatale.

Comme on ne prend le parti de l'opération, dans ces circonstances, que sur le témoignage de signes manifestes et anciens, et que le mal est nécessairement borné sur un assez petit espace, on éprouve d'ailleurs moins d'embarras que pour des symptômes primitifs et on n'est jamais forcé de causer autant de dégât dans le crâne.

CHAPITRE IV.

Indications du trépan d'après les symptômes.

Dans le chapitre précédent nous avons fait abstraction des symptômes pour ne nous occuper que des lésions. Mais comme ces lésions ne se manifestent à nos sens que par des signes, il faut voir maintenant sur quelle sorte de signes s'appuient les indications du trépan. Ces signes se rapportent tous à l'irritation, à la compression, à la contusion, à la commotion et à l'inflammation.

Section Ire. Signes de l'Irritation.

Eu égard au trépan, il n'est utile, dans les plaies de tête, d'étudier l'irritation qu'autant qu'elle envahit les membranes ou le cerveau.

Toutes les plaies de têtes en sont plus ou moins compliquées ; mais comme les signes de la compression ou de la contusion la masquent le plus souvent quand elle dépend d'un épanchement ou de quelque écrasement, il n'y a guère que celle que détermine la présence des corps étrangers à surface inégale qui puisse indiquer par elle-même l'opération du trépan. Elle est annoncée par un sentiment de piqûre, d'élancements profonds ; par une douleur vive et rayonnante, par des mouvements convulsifs et des symptômes irréguliers de paralysie, qui augmentent et diminuent alternativement, de manière à ce que le malade paraisse tour-à-tour menacé d'une mort prochaine ou sur le point de recouvrer la santé. L'intelligence est en général conservée ; seulement les fonctions de quelque sens peuvent être altérés. Il n'y a ni coma, ni sterteur, ni léthargie. Lorsque, soit l'ensemble, soit au moins les plus tranchés de ces signes, se remarquent, et qu'il existe une blessure à la tête, le cerveau est irrité par quelques corps étrangers venus du dehors ou formés à l'intérieur. Alors on ne doit pas hésiter à conseiller l'opération du trépan. Il est à noter, du reste, que des symptômes de ce genre ont quelquefois cédé à la trépanation quoique le chirurgien n'eût pas trouvé de corps étranger, et même quoique l'opération n'eût compris que les parties molles. En voici un exemple tiré de Loyseau (*Obs. méd. chir.*, p. 88, 1617).

En cette ville on me mena un homme de l'âge de trente ans au plus, ayant été battu de plusieurs contusions sur la tête, sans aucune plaie; plus une contusion sur la trachée artère, sans aucune solution de continuité externe; toutefois je trouvai par l'attouchement deux annulaires brisés.

Il tombait souvent en convulsions épileptiques, écumant par la bouche. Moi, croyant qu'il y eût fracture au crâne, je lui fais une incision sur la partie en laquelle il sentait la douleur, séparant le péricrâne d'avec le crâne : là on ne trouvait nulle fracture; je le saignai et purgeai par deux ou trois fois. Et, enfin, tous ces accidents cessèrent, fut guéri dans un mois, et ne s'en est ressenti depuis.

M. Monod m'a dit qu'un homme qui avait été frappé par une baguette, sur la tête, et qui vint à la Pitié, en 1825, ressentait des douleurs si vives, qu'on résolut de le trépaner ne trouvant pas de fracture on ne termina pas l'opération et le malade guérit.

Sect. II. *Signes de la Contusion.*

Les symptômes de la contusion appartiennent ici aux os, ou à l'encéphale. Ceux de la contusion osseuse sont aisés à constater quand il y a division des parties molles. Un liquide sanieux roussâtre s'écoule de la plaie, le péricrâne est décollé; la surface de l'os offre une teinte jaune ou noirâtre.

On peut croire que les mêmes particularités existent du côté de la dure-mère. Si la peau n'est pas divisée, il y a de la douleur, ou pour le moins de la chaleur, accompagnée de démangeaison sur le point qui a reçu le coup. Les téguments sont ou plus pâles ou plus rouges, et presque toujours d'un rouge clair violacé. De l'empâtement, de l'œdème, ou même quelquefois de la crépitation, s'y font aussi remarquer. Avec de pareils signes, il est difficile de révoquer en doute l'altération de l'os et des membranes qui en tapissent les deux faces ; n'y eut-il pas d'autres symptômes il n'en faudrait pas moins trépaner, et mettre tout le fond du mal à nu. Les observations de Pott ne permettent pas de reculer devant l'application du trépan en pareil cas.

Si la contusion est plus profonde, elle s'annonce par un autre ordre de signes. Une douleur sourde, pongitive, profonde, accompagnée d'engourdissement, de battements dans le côté correspondant du crâne, d'un sentiment de pression, de froid, de pesanteur vers le lieu blessé. Qu'il y ait ou non paralysie, convulsion ou fièvre en même temps, dès qu'on rencontre ces phénomènes à la suite d'un coup sur la tête, on peut être sûr qu'il y a contusion au cerveau, et que la trépanation convient. A moins d'exceptions rares ou de contusions très légères, ces signes ne se dissipent point par les autres moyens ; et sans la trépanation, la presque totalité des malades qui en sont affectés y succomberaient. Les phénomènes d'irritation s'y ajoutent très fréquemment; car les corps étrangers ne s'arrêtent que difficilement dans le crâne sans contondre quelques parties du cerveau; mais ce serait une raison de plus pour ne pas différer l'opération. Des symptômes d'inflammation ne tardent pas non plus à se déclarer et à rendre très difficile l'isolement des symptômes propres à la contusion, mais la trépanation n'en est que plus pressante encore. Toute la différence, pour le résultat, consiste alors en ce que les chances de succès sont ordinairement moindres. Plusieurs des symptômes ne manqueraient, lorsque la contusion est très forte, que s'il y avait en même temps une grande perte de substances, ou une large fracture comminutive; alors, en effet, la résistance des parois du crâne n'existe plus, et la contusion peut être comparée à celle des parties externes. Aussi les choses en sont-elles ici au même point que si des couronnes de trépan avaient été appliquées. Enfin, la contusion portée au point de broyer, de désorganiser entièrement une lare portion de l'encéphale, ne se distinguerait d'une compression par épanchement ou par corps étrangers, qu'en ce qu'elle n'est pas d'abord accompagnée de coma, ni de perte des facultés intellectuelles. Sa marche a d'ailleurs quelque chose de très caractéristique. Etourdissement, et quelquefois perte de connaissance momentanée après le coup, ce qui tient en partie à la commotion; rétablissement de la santé avec un peu d'engourdissement local, au bout de quelques minutes ou de quelques heures; dans certains cas, symptômes de paralysie sans altération concomitante de l'intelligence; pas de fièvre, ni d'autres troubles fonctionnels dans le principe; douleur de plus en plus forte, à partir du deuxième, du troisième ou du quatrième jour; puis, un peu plus tard, tout le cortége des signes de l'irritation, de l'inflammation et de la compression, voilà l'ensemble abrégé des phénomènes qui appartiennent spécialement à la contusion. Quelle soit directe ou par contre-coup elle se distinguera souvent ainsi, sans trop de difficulté, de toute autre affection, et on ne devra pas craindre de lui opposer l'opération du trépan dans les divers temps de son développement.

Sect. III. *Signes de l'Inflammation.*

Les signes de l'inflammation, dans les plaies de tête, ne sont parfois difficiles à saisir que parce qu'ils existent rarement seuls. Ceux de l'irritation, de la contusion, et, dans certains cas même, ceux de la compression, les précèdent ou se confondent avec eux; c'est, qu'en effet l'inflammation n'est elle-même qu'une complication ou une dépendance de ces divers phénomènes. On ne s'y trompera point cependant en se souvenant que l'inflammation ne se montre presque jamais qu'au bout de quelques jours, et qu'elle s'annonce d'une toute autre manière que la contusion ou un épanchement. Le malade devient triste, morne, éprouve des frissons irréguliers, de la chaleur à la peau, perd l'aptitude au mouvement, se sent accablé, a de la soif, de la tendance au sommeil, des vomissements, un pouls raide et fréquent, et tout cela au bout de trois, quatre, six, huit ou même quinze jours. Ensuite les idées se troublent; le délire survient et les convulsions générales ou partielles arrivent. Si la phlegmasie revêt la forme érysipélateuse, les symptômes de paralysie se font à peine remarquer, et les accidents généraux prédominent. Lorsqu'elle est bornée, ou du genre phlegmoneux, au contraire, la raideur, ou les convulsions se laissent apercevoir d'un côté plutôt que de l'autre. Le pouls conserve plus de force, le délire est moins violent, et les facultés intellectuelles moins complétement perverties.

A ce degré, peu de malades en reviennent sans le trépan, et le trépan lui-même n'est qu'une faible ressource. Peut-être serait-il convenable néanmoins de le relever ici, comme le disait H. Cline dans ses leçons, de la proscription dont il a été l'objet, et de ne pas y renoncer toujours quand il y a des symptômes fébriles, un pouls dur, petit, de la chaleur à la peau, une langue sèche et dure, de l'inquiétude, des malaises, de la rougeur à la face, de l'égarement dans les yeux, précédés ou suivis de frissons, puis de vomissements, de délire, de syncope, de froid dans les membres. On le repousserait à tort sur-tout lorsque les signes d'hémiplegie ont préexisté et que cet effrayant appareil est évidemment sous l'influence persistante d'une blessure déja fort grave par elle-même. En éteignant sa cause, il est quelquefois possible d'amoindrir un érysipèle et d'en décider la résolution. Enlevez le pus, ou les corps étrangers qui l'ont causé, d'un phlegmon, et vous ferez souvent cesser le trouble qu'il entretenait dans l'économie. Si la gravité du mal ne permet pas de compter sur le succès, on a, en retour, peu de chose à craindre en essayant le trépan dans ces cas, puisque la mort alors est à peu près inévitable : ce que j'ai dit plus haut en traitant du mécanisme de la compression autorise en outre à penser que l'enlèvement d'une portion du crâne est en général un fait avantageux quand il survient une inflammation à la suite des plaies de tête.

Sect. IV. *Signes de la Compression.*

La compression est le phénomène qui mérite le plus d'attention dans les plaies de tête; c'est lui qui a le plus souvent porté les chirurgiens à pratiquer l'opération du trepan. Ses différents degrés en font nécessairement varier les signes. S'il est brusque et considérable, il en résulte sur-le-champ la plupart des symptômes d'une apoplexie foudroyante, c'est-à-dire paralysie d'un côté du corps, perte de connaissance, respiration stertoreuse, pâleur du visage, lenteur du pouls, dilatation de la pupille. A ce degré et avec cette promptitude, la cause ne s'en trouve guère s'il persiste, que dans l'enfoncement des os. Alors, pour peu que l'épanchement de fluide s'y ajoute, la mort est ordinairement si rapprochée qu'on n'a pas le temps de penser au trépan: cette opération n'en serait pas moins le seul moyen efficace à proposer. Quand la sidération est un peu moindre et que la dépression des os reste seule, les mêmes accidents ont lieu, mais ils peuvent diminuer un peu au lieu d'augmenter et ne se dissiper toutefois qu'en très faible partie. La compression par corps étranger venu de l'extérieur est aussi très rapide. Ses signes se compliquent presque toujours de phénomènes d'irritation d'abord et de contusion ensuite. Ainsi, comme dans le cas précédent et plus que dans le cas précédent, on verra survenir en même temps ou un peu plus tard, des mouvements convulsifs du côté blessé, quand l'autre moitié du corps est plus ou moins complétement insensible. Il peut y avoir de l'agitation, conservation partielle de l'esprit et des sens. Tout ici, du reste, appartient à la compression immédiate ou primitive, et ce n'est pas ce qu'on rencontre le plus souvent.

Comme c'est à l'accumulation du sang ou du pus dans le crâne que la compression est généralement due, on conçoit qu'elle ne puisse pas s'effectuer instantanément et que ses symptômes doivent aller en augmentant depuis le début de l'épanchement jusqu'à son plus haut degré. Pour le sang on observe que le blessé semble éprouver du mieux pendant les premières heures qui suivent l'accident, et qu'ensuite il va de pire en pire. S'il perd connaissance sur le coup, c'est par l'effet de la commotion et pour revenir bientôt à lui, du moins en partie. On le voit se réveiller, ouvrir les yeux, exécuter quelques mouvements, puis s'assoupir par degrés, prendre une respiration ronflante et se paralyser, tomber enfin dans un calme plus ou moins parfait, et rester en général immobile à moins qu'on ne l'excite vivement. S'il s'agit de pus, les signes arrivent encore beaucoup plus tard. Une inflammation sourde ou aiguë a dû le précéder. Ce n'est qu'à partir du quatrième jour que ces signes peuvent se manifester, et ils ne se montrent quelquefois qu'à une époque très reculée. On les distingue en outre en ce qu'ils sont fréquemment accompagnés de douleur, de mouvement febrile, d'agitation et d'excitation générale. Les différences entre les signes de la compression, selon qu'ils dépendent d'un enfoncement des os simples, ou avec esquilles et corps étranger, d'un épanchement de sang ou d'une collection de pus, sont d'autant plus essentielles à noter, qu'elles en apportent dans les indications du trépan.

Le premier cas, par exemple, est, toutes choses égales d'ailleurs, le plus heureux. Si l'opération n'est pas pratiquée, l'organe finit souvent par s'accoutumer à la pression que les os exercent sur lui et par reprendre en grande partie ses fonctions. Les exemples de ce fait sont aujourd'hui très nombreux. Fichet de Flechy (*Obs. méd. chir.* 1761, *p.* 219) dit en avoir vu un sur le front, où on aurait pu mettre le pouce. Dans un autre, l'enfoncement occupait le sommet de la tête. Chez un autre malade (*p.* 286), la dépression aurait pu contenir quatre onces de iquide, et l'auteur ajoute que la Faculté de Montpellier offrit vainement 3000 fr. de pension à l'individu pour qu'il se laissât trépaner. Gallait (*Acad. de ch.*, *t.* 1, *p.* 145) parle d'un cas semblable au premier que cite Fichet, mais c'était chez un enfant. Abernethy (*S. Cooper*, *t.* 2, *p.* 495) en indique également un. Hill en raconte deux. Hennen (*Milit. surg.*) dit en avoir vu un de quinze lignes et un autre de dix-huit. (*Ibid. p.* 497 et *Milit. surgery*, etc.). On conçoit que dans le jeune âge de pareils dépressions puissent quelquefois disparaître à la longue, comme chez le petit malade d'Avellan. (*Acad. de Ch.*, *t.* 1, *p.* 142). Du reste, on comprend difficilement que chez un adulte, un enfoncement considérable de la région fronto-pariétale se dissipe du jour au lendemain, comme M. Matter (*Th. Strasb.*, 13 mai 1829) affirme l'avoir observé.

S'il ne survient pas d'épanchement, la compression résultant d'un enfoncement est en réalité moins forte qu'on ne le croirait au premier moment. La cavité du crâne, ne renfermant rien de plus qu'auparavant, est a peine rétrécie.

Si on se décide à l'opération, alors elle offre toutes les chances possibles de succès, attendu que la cause comprimante peut n'avoir blessé que très légèrement le cerveau, et que cette cause une fois enlevée, il ne reste pas de foyer d'irritation dans le crâne. Il suit de là, que dans les cas d'enfoncement, si les symptômes sont légers ou s'amoindrissent après les premières 24 heures, on peut se dispenser du trépan; tandis que pour peu qu'il aient d'intensité, ou qu'ils augmentent en avançant, cette opération est véritablement de rigueur.

La 2ᵉ nuance de symptomes, se rattachant à la présence de corps étrangers capables d'irriter ou même de déchiré la substance cérébrale, réclame plus formellement la perforation du crâne, que la variété de signes précédents, et de plus elle n'offre pas autant de chances de succès, à cause des germes de phlegmasie qu'elle laisse nécessairement dans l'organe blessé.

Dans le troisième cas, quoique positivement indiquée, l'opération est moins pressante que dans le deuxième, et doit réussir mieux encore que dans le premier, si le sang s'est épanché sur la dure-mère; tandis qu'elle pourrait avoir des suites beaucoup plus graves si ce fluide, était entre les membranes ou dans le cerveau.

Les signes de la compression par suppuration sont les plus effrayants de tous; le danger est tellement patent alors, qu'il n'y a pas un instant à perdre, quelque soit le siége de la plaie qui les a fait naître.

Sect. V. *Signes de la Commotion.*

Comme, à en croire Littre et M. Valber (thèse, n. 57, Paris 1827), la commotion tend plutôt à diminuer le volume du cerveau qu'à l'augmenter, et qu'elle ne ressemble d'ailleurs ni à la contusion partielle, ni aux épanchements; comme, d'un autre côté, le but du trépan est de donner issue aux matières étrangères retenues dans le crâne et de rendre moins dangereuse l'ampliation morbide de l'encéphale, il n'est pas probable que les signes de la commotion bien interpretés indiquent jamais l'opération du trépan. Mais c'est justement par cette raison qu'il importe de ne pas la méconnaître. Qu'elle soit faible ou forte, peu nous importe, dans le cas actuel ils ne permettront point de la confondre avec la compression. On les voit principalement survenir ces signes à la suite des coups violents ou des chutes qui n'ont pas produit de fractures. Le malade est ébloui, croit voir des lumières, des étoiles au moment du coup, et reste avec un peu d'hébétude, une apparence d'ivresse pendant quelques moments si la commotion est légère. Quand elle est forte, il tombe sans connaissance et ne peut se relever qu'au bout de quelques minutes ou de quelques heures, et quelquefois même il ne se relève pas du tout. Alors la peau est pâle, le pouls lent, petit et faible. La respiration semble sur le point desanéantir et on a presque tous les symptômes de la léthargie. La mort peut suivre de près les premiers symptômes. Si elle n'a pas lieu, on ne tarde pas à s'apercevoir qu'il n'existe point de paralysie; en pinçant le malade on le force à se mouvoir; bientôt même, sortant en partie et par moments de son état de stupeur, il se tourne ou s'agite sans but dans son lit; quand on lui parle avec insistance, il finit par essayer de répondre et d'ouvrir les yeux; puis arrivent des symptômes d'irritation, mais rien de ce qui caractérise la compression, à moins que ce ne soit plus tard et à titre de complication.

En résumé donc les quatre phénomènes principaux que peuvent causer les plaies de tête, se manifestent par des signes parfaitement distincts. Ceux de la contusion et de l'inflammation ne se montrent que successivement, d'abord la contusion, ensuite l'inflammation. Dans la commotion ils vont en diminuant depuis le moment de la blessure jusqu'au temps de la réaction ou de la guérison. Dans la compression, au contraire, ils n'apparaissent qu'un certain temps après le coup et augmentent dès lors graduellement. Ici, de la paparalysie et du coma; là, de la léthargie ou de la stupeur et de l'inertie.

Cediagnostic différentiel, sur lequel J.-L. Petit insiste déjà beaucoup d'après sa propre expérience, et dont il ne paraît pas cependant avoir interprété tous les éléments, en ce qui concerne la commotion et la compression sur-tout, à particulièrement fixé l'attention de M. Dupuytren, qui l'a réellement beaucoup éclairci. Si les phénomènes à observer se montraient toujours dans l'état d'isolement où je viens de les présenter, rien ne serait plus simple que d'établir un diagnostic positif; mais il n'en est malheureusement pas ainsi. Ceux de la commotion et de la contusion existent presque toujours ensemble. La compression se combine fréquemment aussi avec la commotion et la contusion. Enfin, un certain degré d'inflammation est l'accompagnement pour ainsi dire obligé de tous les autres, de manière qu'on a en général affaire dans la pratique, à un mélange en proportions diverses de ces différentes lésions, et non pas seulement à l'une d'elles.

Aussi l'esprit éprouve-t-il parfois quelques peine à en faire l'analyse, quand il veut remonter à la source des signes prédominants, et voit-on une foule d'observateurs, même parmi les plus habiles, tomber sur ce point dans une confusion vraiment désespérante, et qui est, ainsi que nous le verrons bientôt, une des principales causes de la dissidence qu'on remarque dans leurs écrits sur la valeur du trépan.

Si la plupart des auteurs qui ont écrit contre le trépan, dit avec raison M. Gérard (Thes. Strasb., 1802, pag. 36), ont entassé les objections avec une affectation, qui prouve moins le désir de découvrir la vérité que le dessein de soutenir exclusivement leurs opinions, quelques-unes de ces difficultés ne sont malheureusement que trop réelles. Elles avaient été senties par Petit, Pott et Quesnay, et ces chirurgiens jaloux des véritables progrès de l'art, ont fait tous leurs efforts pour dissiper l'obscurité dont cette matière est enveloppée. Il eût sans doute été plus sage d'imiter leur exemple, que de s'appliquer à tout confondre pour jeter les jeunes chirurgiens dans l'embarras, et leur faire adopter avec plus de facilité un traitement empyrique.

CHAPITRE V.

INDICATIONS DU TRÉPAN EU ÉGARD A LA RÉGION DU CRANE QU'OCCUPE LE MAL.

La nature de la lésion est connue. Elle exige l'opération par elle-même. Reste à savoir s'il est permis de perforer le point du crâne qui le recouvre, ou si le siége qu'il occupe permet de l'atteindre. Beaucoup de chirurgiens ont soutenue qu'on ne devait pas penser au trépan, 1° sur les sutures; 2° vis-à-vis des sinus; 3° aux tempes; 4° sur l'angle antérieur et inférieur du pariétal; 5° sur la bosse ou les fosses occipitales inférieures, et 6° toutes les fois que la base du crâne est le siége du mal.

SECT I. *Du trépan sur les Sutures.*

Les sutures semblaient repousser le trépan, parce que la dure-mère leur est trop solidement unie, et qu'elles correspondent généralement à des canaux veineux qu'on craignait d'ouvrir, ou encore et sur-tout parce qu'il était convenu que les épanchements ne peuvent avoir leur siége qu'en dehors de ces lignes, et non immédiatement entre elles et les os. Aucun de ces motifs n'est péremptoire. Si la nécrose a son siége sur le trajet d'une suture, la dure-mère doit être décollée derrière; elle le serait de même par un épanchement, un corps étranger, une fracture, une contusion. Leur trépanation n'offre pas plus de danger, et pas beaucoup plus de difficultés sous ce rapport, que celle des autres points de la boîte crânienne. Si on applique rarement l'instrument sur elles, c'est parce que l'occasion s'en présente rarement. Ainsi que Bérenger (chap. 37) le remarque, s'il en était autrement, on aurait tort de s'en dispenser Le conseil de ceux qui veulent que dans leur voisinage on place plutôt une couronne de chaque côté, me paraît en conséquence erronéia. En agissant directement sur la suture, on a au contraire l'avantage de courir deux chances pour une, de tomber sur le foyer, de quelque côté qu'il se trouve; tandis que par l'autre méthode une des deux couronnes devient complétement inutile. C'est en outre une question irrévocablement résolue maintenant par la pratique. Paré n'osait pas trépaner sur les sutures; mais Guillemeau qui défend de le faire, ajoute qu'il fut contraint de suivre le conseil d'André de Lacroix en 1591 et

1592, en trépanant sur des endroits défendus; comme sur les sutures et aux tempes (*OEuvres chirurgicales*, pag. 659; 1612.

Amatus Lusitanus appliqua le trépan sur les sutures et sur l'occipital (Portal, t. 1, pag. 500), et Thiriot (Journ. de Desault, t. 4, pag. 105), sur la suture écailleuse.

Morand en fit autant (*opus chir.*, part. 2, pag. 192), et Wanner sur la suture lambdoïde, pag. 9, (observation deuxième); Hoffmann (Sprengel, t. 7, pag. 29) en a fait autant.

SECT. II. *Du trépan sur les sinus de la dure-mère.*

Le danger de trépaner sur les sinus paraît, au premier abord, beaucoup mieux fondé que pour les sutures. La blessure de canaux aussi volumineux pourrait faire craindre une hémorrhagie redoutable. Cependant le raisonnement et l'expérience tiennent un langage un peu différent. Les sinus veineux, en effet, sont formés de parois qui, comme celles de toutes les veines, se cicatrisent avec la plus grande facilité quand elles ont été incisées. Comme elles ne jouissent d'aucun ressort propre et qu'elles sont tendues à la manière d'un canal inerte, la plus légère compression suffit pour en arrêter l'hémorrhagie, qui ne manquerait même pas de se suspendre spontanément avant de devenir dangereuse dans la plupart des cas. L'espèce de secousse, de saccade qu'ils impriment au sang qui s'en échappe appartient aux mouvements du cerveau et non à leur contraction propre, comme le pensait Vésale. Ce phénomène dont M. Flourens a donné une juste appréciation est quelquefois assez marqué néanmoins pour aggraver manifestement l'hémorrhagie, notamment vers les confluents des sinus. L'observation suivante que je dois à l'obligeance de M. Champion en est une preuve.

J'ai enlevé, dit-il, les deux tiers supérieurs de l'occipital écrasé par une chute chez un enfant de 12 ans. En soulevant un éclat fixé dans les membranes vis-à-vis le pressoir d'Hérophile, le sang qui s'échappa de cet endroit jaillit à plus de deux pieds et éteignit la chandelle qui m'éclairait. J'y plaçai un peu de charpie et la maintins avec le bout du doigt auriculaire de ma main gauche pour pouvoir continuer mon pansement, et quand toutes les pièces d'os furent enlevées et relevées, le sang ne coula plus.

Le jeune malade périt deux jours après d'une arachnitis avec épanchement vertébral.

Cet accident n'est pas rare. On en trouve d'assez nombreuses observations dans les auteurs. Delamotte dit l'avoir vu par le sinus longitudinal supérieur (Chir., t. 1, p. 597, obs. 161).

Marchettis parle d'une hémorrhagie grave par le sinus longitudinal (Bonet, t. 3, p. 213.)

Gauthier indique une hémorrhagie des vaisseaux de la dure-mère s'élevant à trois pieds, accident survenu pendant l'incision de cette membrane (p. 362. obs. 1771.)

Vigarous (obs. 88.) cite aussi une hémorrhagie du sinus longitudinal, comme dans le cas rapporté par de la Motte.

Un chirurgien, trépanant sur le coronal, ouvrit le sinus longitudinal. Cheselden, qui fut appelé, dit qu'il arrêta le sang avec un peu de charpie sèche (Lassus, *Acad. de chir.*, t. 5, p. 60.). Saucerotte parvînt dans un cas pareil à suspendre l'hémorrhagie en employant de l'agaric. D'autres moyens plus énergiques ont été essayés; tel est le tourniquet de Foulquier, approuvé par l'académie de chirurgie (Portal, Précis des mal. chir., t. 1, p. 357).

Graefe conseille une plaque de fer, (biblioth. germ., t. 4, 1808.)

Et M. Champion un compresseur de son invention. (Voy. l'observation précédente.)

Lassus enseigne que l'hémorrhagie qui résulte de la lésion des sinus latéraux peut être funeste à cause du diamètre de ces sinus (Méd. op., t. 2, p. 249.)

Suivant M. Gama l'ouverture du sinus longitudinal pouvant s'oblitérer, ne devrait pas s'opposer à la réunion immédiate d'une plaie. S'il arrivait que le sinus longitudinal éprouvât quelque grande déchirure pendant l'extraction d'un fragment d'os, cet accident exigerait des précautions uggérées par sa gravité, mais l'hémorrhagie qui en serait le résultat ne s'opposerait pas long-temps au rapprochement des bords de la plaie, et les craintes dont elle pourrait être ensuite l'objet, seraient à peu près chimériques. (Mém. sur les plaies de tête. Recueil des Mémoires de chirurgie militaire, t. 20, p. 65.)

Il faut bien que cette lésion des sinus ne soit pas un accident redoutable puisqu'elle a été proposée comme un moyen thérapeutique régulier. Ainsi :

Léveillé se demande si dans un cas désespéré de commotion cérébrale, on ne pourrait point pratiquer la saignée des sinus. (Nouv. doct. t. 2, p. 284), Hoffman a même employé ce moyen, dit-on, ainsi que Sellier (B. ch. du nord 130).

Richter le conseille aussi (Plaies de tête, 102, 135, traduction française.)

Déjean l'a indiqué pour l'apoplexie (à l'aide du trépan). Il l'a même essayé avec succès sur des animaux. Mais Tenon et Portal, dans le rapport qu'ils firent de ces tentatives à l'Académie, proscrivent formellement la saignée des sinus de la dure-mère. (Portal, Apoplexie, p. 433.)

Du reste, il est facile de trépaner sur les sinus sans les blesser, et Janson l'a fait sur le sinus latéral, pour extraire une balle perdue dans le cervelet. La balle fut retirée, et le malade mourut le lendemain, bien que son état eût paru s'améliorer après l'opération. (Compte rendu de l'Hôtel-Dieu de Lyon, p. 47, 1822.)

Si les faits recueillis sur l'homme, et qui démontrent que la blessure des sinus du crâne est peu inquiétante, ne comportent d'ailleurs aucune réplique; si leur nombre et leur diversité ne laisse rien à désirer sous ce rapport; si on a pu aller jusqu'à proposer de se servir de ces sinus pour la phlébotomie, de les ouvrir à dessein dans certaines maladies du cerveau ; s'il suit de toutes ces remarques que la trépanation peut se faire sur les sinus comme sur le reste de la voûte du crâne, soit pour extraire des esquilles, relever des pièces d'os enfoncés, enlever un corps étranger ou donner issue à quelques liquides épanchés, il n'en résulte pas néanmoins que leur ouverture n'ait aucun inconvénient. Elle expose même à un double danger qu'il convient de ne pas oublier. Je veux parler de l'inflammation du canal blessé et de l'introduction de l'air dans son intérieur. Aucune veine n'est mieux disposée pour ce double malheur. Et si tout ce qu'on a raconté du second, sur-tout dans ces derniers temps, est exact, ce ne serait pas sans une sorte de frayeur que je verrais une large plaie au sinus longitudinal par exemple ou sur ceux qui avoisinent le pressoir d'Hérophile.

Sect. .III *Du trépan sur les sinus frontaux.*

D'autres raisons empêchaient de trépaner sur les sinus frontaux, qui n'ont, comme on sait, que le nom de commun avec les précédents. L'écartement inégal de leurs parois ne semblait pas permettre de les perforer et d'arriver dans le crâne sans blesser la dure-mère ou même le cerveau. On a pu craindre aussi, avec Verheyen, que la plaie ne restât fistuleuse à cause de sa communication avec les narines. Ces difficultés ont été surmontées par l'habileté des chirurgiens; et la trépanation des sinus frontaux, déjà conseillés par Quesnay, est admise actuellement comme possible par tous les praticiens. Si leur plaie tend en effet à se transformer en fistule, une observation de Marechal (*Acad. de chir.*, t. 1, p. 247), et une autre de M. Dupuytren, prouvent aussi qu'elle se ferme parfois sans trop de difficulté. C'est une opération qui a été pratiquée un trop grand nombre de fois aujourd'hui pour laisser la moindre inquiétude sur ce point. Fichet de Fléchy (*Observ. de méd., de chir. et d'accouch.*, p. 219, Paris, 1761) dit les avoir ouverts tous les deux avec succès, et M. Larrey (*Clin. chir.*, t. 1., p. 254.) n'a pas été moins heureux dans deux cas différents. Notons toutefois que l'opération exige alors quelques modifications; qu'après avoir ouvert le devant du sinus avec le trépan ordinaire, il serait bon d'employer une couronne plus petite pour entrer dans le crâne; que le but de l'opérateur étant en général d'enlever des esquilles ou des corps étrangers, il suffit assez souvent de perforer la table antérieure; et que sous le rapport des épanchements, c'est une région qu'on ne doit point être dans la nécessité de choisir.

SECT. IV. *Du trépan sur les tempes.*

On défendait de faire l'opération du trépan sur la tempe, à cause du muscle crotaphite et de l'artère sphéno-épineuse; c'eût été une privation pour la chirurgie, car la région temporale est précisément une de celles où la trépanation est le plus souvent utile. Heureusement qu'on ne s'est presque jamais conformé à cette proscription. En voici la preuve :

Béranger de Carpi appliquait le trépan sur la région temporale. (Spreng. t. 7., p. 12.)

Hilden a donné d'excellents préceptes sur cette répanation (Bibl. de Bonet, p. 163).

De la Motte (p. 558, t. 1. in-8°, ed. Sabatier.) en parle à l'occasion d'une plaie compliquée de fracture avec épanchement au-dessous.

Lapeyronie (Garengeot, t. 3, p. 127) appliqua quatre couronnes de trépan sur la région temporale.

Dehaen a vu une fille que l'on avait trépanée sur le temporal, après avoir détaché le muscle crotaphite; cette fille guérit (*in Herm.* Boerh. Vasserberg 1780).

Panarole trouvant une plaie à la région temporale avec ouverture du crâne, élargit cette dernièreavec la rugine, et guérit son malade. (Bonet t. 4, pars. 2, p. 216).

A la suite d'un coup de feu, une balle était

entrée près de l'apophyse mastoïde, tet elle étai sortie à la naissance du crotaphite. L'os temporal était fêlé en plusieurs endroits, Probescht applique sept couronnes de trépan sur la région temporale et mastoïdienne. Le malade guérit avec perte d'une partie de l'oreille, et surdité complète. (Théden, *Progrès de la chir.*, p. 97.)

Dans une fracture du coronal et du temporal, Muralto emporta les téguments jusqu'à la suture frontale. Il enleva aussi une portion des os de l'orbite enfoncée, ainsi que des esquilles. Les méninges étaient déchirées, le cerveau s'enflamma, ce qui était contus se sépara, et des excroissances s'élevèrent et furent traitées par la ligature, et des applications topiques. La guérison eut lieu sans surdité.

Une incision de quatre pouces à un pouce au-dessus de l'oreille droite, avec extraction de fragments d'os a été faite par Schute (*Anc. Journ. de méd.*, t. 9, p. 362).

Nuck prescrit la trépanation dans le cas d'épanchement, et si le cas l'exige, moins timide encore que Béranger de Carpi, il conseille l'incision de la dure-mère sur ce point. (*Opérat. et expériences de chirurgie,* Portal, *Hist. anat.*, t. 4, p. 64.)

Pelletan conseille d'opérer dans le lieu le plus bas de cette région. (*Clin. chirurg.*, p. 127, obs. 18.)

Bingert parle d'un autre fait. — Coup de sabre émoussé, plaie du crotaphite et de la temporale, hémorrhagie très forte. La partie écailleuse du temporal est en partie séparée du reste. La partie du pariétal qui y répond formait quatre esquilles qui avaient pénétré dans la substance corticale du cerveau.

Il arrête l'hémorrhagie. Le lendemain, visage enflé, yeux enflammés, accès de convulsions et de délire. (État de la plaie et autres secours non indiqués.)

Tout alla bien jusqu'au septième jour, retour des accidents. L'observateur soupçonne qu'il peut y avoir des esquilles qu'il n'avait pas découvertes et que le trépan seul permettait de trouver. La difficulté est très grande : il fallait choisir le milieu de l'os des tempes. Il provoque une consultation. L'opération est décidée.

Bingert, *ayant presque pénétré avec le trépan*, est étonné de voir jaillir impétueusement du sang artériel. Il se presse d'opérer et applique ensuite le bandage avec célérité, ce qui arrêta en même temps le sang fourni par l'artère temporale qui rampait dans la substance de l'os. L'appareil fut laissé deux jours. Guérison. (*Collect. d'Henckel et Gazette salutaire*, 1763. n° 37.)

10e *Observation.*

En 1814, pendant l'occupation de la Lorraine par les alliés, j'eus à traiter dans mon hôpital, dit M. Champion, un soldat russe qui avait reçu depuis plusieurs jours une balle restée enchâssée dans le temporal au-dessus de l'arcade zigomatique.

Deux couronnes de trépan furent nécessaires pour extraire cette balle et les esquilles de l'os. Une fente se prolongeant au-dessous de l'arcade et la portion d'os correspondante couvrant du sang épanché, me forcèrent d'élargir la fente avec la gouge et le ciseau pour frayer une issue au sang. Les accidents de compression cessèrent, et nul autre ne vint entraver la marche de la plaie vers la guérison.

La crainte d'inciser le muscle temporale n'a donc pas la moindre valeur.

Sect. V. *Du trépan sur l'artère méningée.*

Quant à l'artère méningée, il peut être en effet difficile de ne pas la blesser; mais d'une part, elle ne donne lieu qu'à une assez faible hémorrhagie chez plusieurs sujets, et, de l'autre, l'art possède plusieurs moyens d'arrêter le sang. Béclard et M. P. Dubois (*Arch. gen. de méd.* t. 3. p. 377.) n'ont éprouvé aucun embarras sous ce rapport. La cautérisation avec la tête d'un stylet a réussi dans deux cas à M. Larrey (*Clin. chirur.*, t. 1, p. 180, 238).

Dorsey de Maryland n'a pas été plus malheureux, et je ne crois pas que cet accident ait jamais causé la mort de personne.

Sect. VI *Du trépan sur l'occiput.*

La bosse occipitale n'apporterait de difficultés que par son épaisseur et ses inégalités à l'opération du trépan. Le voisinage de la réunion des sinus exigerait aussi cependant quelques précautions. Du reste il n'y a là aucun obstacle absolument insurmontable, si le besoin du trépan s'y faisait sentir.

Bourrienne, regrette avec raison de n'avoir point reconnu pendant la vie, un épanchement de sang sous la dure-mère vis-à-vis la protubérance occipitale interne, parce que cet épanchement aurait pu être évacué par le trépan (*Journal de Dehorne*, p. 246, tom. 3).

L'épaisseur des parties molles seule a pu faire craindre de perforer les fosses cérébelleuses; mais on ne tarda pas à revenir de cette terreur en se rappelant que le pire qui puisse arriver, c'est qu'on soit obligé de trancher une partie de l'extrémité supérieure des muscles splénius et complexus. Les mêmes raisons réfuteraient ici les mêmes motifs qu'à la fosse temporale, et on a lieu d'en être également satisfait, parce que l'utilité de la trépanation au-dessous de la ligne courbe de l'occipital se fait assez souvent remarquer. La preuve au surplus qu'elle réussit aussi bien sur cette région que sur toute autre; c'est qu'il en existe actuellement divers exemples.

Caisergue dit que le trépan fut appliqué sur le bord du trou occipital à quelques lignes du trou condyloïdien postérieur pour extraire une portion de baguette, qu'on ne peut retirer parce qu'elle passait à travers le sphénoïde.

Faivre appliqua dans un autre cas six couronnes de trépan, dont deux sur les fosses occipitales inférieures et une contre l'apophyse mastoïde; le malade guérit. (*Anc. Journ. méd.* tom. 68)

Un fait remarquable est en outre rapporté par Bontius (cap. 18, pag. 36, et par Vanderwiell, p. 23, trad, franc.) c'est la perte de substance par fracture et exfoliation de toute la portion de l'occipital renfermant la suture lambdoïde jusqu'un peu au dessus de la fossette de la première vertèbre cervicale; cette perte de substance fut obturée par une plaque d'argent supplétive.

Sect. VII. *Du trépan à la base du crâne.*

De tous les détails qui précèdent, il résulte que la base du crâne resserrée autour de la selle turcque et de l'ethmoïde est la seule région où il ne soit permis d'aller chercher ni les épanchements ni les corps étrangers avec le trépan. Partout ailleurs les indications de cette opération peuvent être prises à la lettre et appliquées dans toute la rigueur de l'appréciation que j'en ai faite jusqu'à présent.

CHAPITRE VI.

VALEUR INTRINSÈQUE DE L'OPÉRATION DU TRÉPAN.

Vantée sans mesure par les uns, presque entièrement rejeté par les autres dans le traitement des plaies de tête, l'opération du trépan exige que nous l'examinions aussi sous ce point de vue. Dépouillons-nous de toute prévention et jetons un coup d'œil sur les inconvénients qu'on lui reproche.

La *douleur*, son apparente cruauté, ne méritent guères de nous arrêter. Comme méthode opératoire, la trépanation est moins cruelle, infiniment moins douloureuse qu'une foule d'autres opérations qu'on n'en pratique pas moins chaque jour, même pour des maladies fort légères. Le tout se borne à une incision de la peau et de ses dépendances. Les autres tissus à diviser sont à peine sensibles. Puis la plupart des personnes qu'on y soumet sont dans un état à ne s'occuper que très peu de ce qu'on leur fait, à ne sentir que faiblement les plus fortes douleurs.

Ses *dangers*? quels peuvent-ils être? les téguments crâniens ne renferment aucun organe dont la blessure soit de nature à donner de l'inquiétude. L'enlèvement d'une plaque osseuse sans secousse, sans ébranlement, n'a rien non plus de bien effrayant. On dit, il est vrai, que la scie peut ouvrir la dure-mère, que cette membrane est encore lésée lorsqu'on sépare sans précaution la portion d'os comprise dans le trépan.

D'abord, si on veut argumenter de cette manière, l'opération la plus simple n'est pas exempte de péril, lorsqu'elle est pratiquée par un chirurgien maladroit. Aussi ces reproches tombent-ils évidemment sur l'opérateur et non sur l'opération, qu'il serait ridicule de proscrire pour de semblables raisons. (*Gérard.*, *Thèse*, *Strasb.* 1802, *page* 39.) Que peut-il y avoir ensuite de si redoutable dans l'incision de la dure-mère quand on la croit utile? Sans doute il peut survenir un érysipèle, une inflammation, un décollement du péricrâne, une suppuration de mauvais caractère à la surface externe ou interne de l'os scié, une phlébite même, comme à la suite d'une amputation ou de la moindre petite incision. Mais tous ces accidents sont rares. Plusieurs d'entre eux seraient d'ailleurs beaucoup moins graves au crâne qu'au doigt, et cependant, on se décide tous les jours à pratiquer l'amputation d'une phalange pour des lésions qui n'approchent pas pour la gravité, de celles qui nécessitent l'emploi du trépan

Est-ce *l'action de l'air* que l'on redoute? mais l'action de l'air sur quoi, s'il existe déjà une plaie? sur le péricrâne? elle existe d'avance. Sur les os dénudés ou non? il en est de même. Sur la dure-mère enflammée? elle la subit aussi pour peu qu'il y ait de jour entre les fragments d'une fracture. Sur le cerveau ? rien ne prouve que cet organe puisse en être offensé. C'est donc sur l'arachnoïde ? Ici la question est plus délicate. L'idée de Monro, renouvelée par Bell, sur les dangers de mettre les surfaces séreuses en contact avec l'atmosphère, a jeté de si profondes racines dans l'esprit des chirurgiens, que c'est presque une témérité de songer à la combattre. C'est un point de doctrine qui est loin d'être à l'abri de toute contestation, et cependant il y a singulièrement à dire contre les prétendus dangers de l'action du fluide le moins malfaisant du monde physique sur quelques tissus vivants.

D'abord, pour le crâne, on se fonde sur une fausse analogie. Les surfaces séreuses encéphaliques diffèrent notablement des cavités abdominales et thoraciques. S'il est vrai que les mouvements alternatifs d'expansion et d'affaissement des viscères de la poitrine et du ventre permettent effectivement à l'air de pénétrer entre eux et les parois de la cavité qui les renferme, il n'en est plus de même pour le crâne où la cavité osseuse et la masse nerveuse forment en quelque sorte un tout immobile et inséparable. Le cerveau ne se déprime pas comme les poumons, l'estomac, la vessie ou les intestins, sous le poids de l'atmosphère ; et je ne vois pas comment l'air pourrait se glisser entre sa périphérie et la dure-mère. Quand le crâne est ouvert, la portion correspondante du cerveau tend à s'engager dans le trou, et il est aisé de se convaincre qu'aucun vide n'existe aux environs pour le passage de l'air.

Ensuite, si l'air était si redoutable dans l'opération du trépan, il ne devrait pas l'être moins dans les plaies de tête avec déperdition de substance aux os, sur-tout au cerveau; or, nous avons déjà fait la remarque que les complications inflammatoires sont justement en raison inverse des dimensions de ces sortes de blessures. Quelles preuves a-t-on d'ailleurs en faveur des assertions de Bell? Les malades qu'on a trépané meurent souvent de méningite ou d'encéphalites, sans doute; mais pourquoi en accuser l'air plutôt que toute autre cause? Chez plusieurs d'entre eux, la maladie n'avait point attendu l'opération pour se manifester, et elle n'a ensuite fait que continuer sa marche. Qu'y a-t-il de surprenant que des tissus contus, quelquefois déchirés, longtemps irrités, finissent par s'enflammer, même quand on les a débarrassés de la cause d'une partie du désordre. Est-ce que les sujets qu'on ne trépane point ne succombent pas également à l'inflammation? Il me semble donc très probable que l'entrée de l'air n'est pour rien dans les accidents qui suivent l'opération du trépan, que le trépan ne peut être pris dans ce qui arrive après son application qu'à titre de coïncidence, et que son principal tort consiste à n'avoir pas arrêté ou prévenu les conséquences de l'accident contre lequel il était dirigé.

Pour moi, je trouve qu'on en a considérablement exagéré les dangers et qu'on a gratuitement rejeté sur cette opération les suites malheureuses inhérentes à la nature du mal. Ses dangers réels doivent être les mêmes, après tout, que ceux auxquels on s'expose, en découvrant un os fracturé, carié ou nécrosé, au centre des membres, dans le but de vider les foyers sanguins ou purulents, d'enlever les esquilles ou les autres corps étrangers qui l'environnent. S'il y a des différences entre ces deux cas, elles sont plutôt en faveur de la trepanation que des incisions extérieures; car, pour arriver au fémur, par exemple, on a des muscles épais à traverser, des vaisseaux et des nerfs volumineux à éviter, des couches de consistance très diverse à inciser. L'inflammation qui peut survenir est effrayante par l'abondance et la souplesse du tissu cellulaire profond qu'on est forcé de léser. Une perforation du crâne, au contraire, ne peut véritablement rien causer de semblable. S'il est vrai qu'elle ait favorisé l'inflammation du cerveau ou des méninges dans un petit nombre de cas, il l'est aussi qu'elle a plus souvent encore entravé la marche de cette maladie, au point de la faire rétrograder et de l'éteindre. La trépanation d'une côte constituerait une opération de peu d'importance aux yeux mêmes de ceux qui repoussent le trépan avec le plus de force. Cependant la facilité avec laquelle les épanchements se font dans la plèvre, devrait la rendre beaucoup plus dangereuse que celle du crâne.

Comme opération, celle du trépan n'offre aucune difficulté. Il y a peu d'opérations plus simples et plus faciles en chirurgie. La bronchotomie est certainement moins à la portée de tous les praticiens. A moins d'ignorance ou de maladresse grossière, on ne peut se méprendre en rien en l'exécutant, et elle n'exige ni précipitation, ni précaution minutieuse pour être bien pratiquée. Ainsi, de quelque côté qu'on l'envisage, la trépanation se présente avec les apparences d'une des opérations les moins redoutables et des plus aisées qu'on puisse imaginer.

Nulle part, d'ailleurs, on ne voit de preuves concluantes à l'appui des reproches qu'on lui a fait et qui ont porté un grand nombre de chirurgiens à la repousser de leur pratique. C'est uniquement sous le rapport des indications et de la détermination précise du lieu où il convient de l'appliquer dans chaque cas particulier, qu'elle offre des difficultés réelles. Mais ceci ne dit rien contre sa valeur absolue, et prouve seulement que le diagnostic des maladies chirurgicales du crâne est encore loin de sa perfection. Je conclus donc avec M. Larrey (*Clin. chir.* t. 1, p. 225), que l'opération du trépan est beaucoup trop négligée parmi nous, et j'ajoute que ce serait rendre un service à l'humanité que de la réhabiliter dans l'esprit des chirurgiens. Comme c'est une question de la plus haute importance, je vais la traiter avec quelque étendue dans la section suivante.

TROISIÈME PARTIE.

APPRÉCIATION DES DOCTRINES ET DES FAITS.

On est tout étonné, quand on recherche avec soin quels sont les motifs et les faits sur lesquels se fondent les antagonistes du trépan pour le rejeter, de ne rien trouver qui résiste à une saine critique. On ne tarde pas ensuite à s'apercevoir que ses partisans n'ont pas toujours pris la précaution non plus d'en démontrer la nécessité dans les cas où ils l'ont employé. Puis, on voit que les uns et les autres pourraient bien avoir été entraînés dans une voie opposée, par suite de la même cause; c'est-à-dire par le défaut de précision dans les indications et une analyse incomplète des phénomènes principaux que déterminent les blessures de la tête. Dans presque toutes leurs observations, en effet, les signes de la commotion, de la contusion et de l'inflammation ont été confondus avec ceux de la compression. La preuve de ce que j'avance se trouve dans les écrivains de tous les pays; je m'attacherai cependant de préférence à ceux de l'Angleterre, de l'Allemagne et de la France, où sont toujours admises les doctrines de Pott et de Dease, ou d'Astley Cooper, de Richter et de Zang, de Quesnay et de Desault. Cet examen confirmera, j'espère, les principes que j'ai cru pouvoir émettre dans la deuxième partie de ce travail, et fera peut-être sentir la nécessité de soumettre bientôt à une révision générale une grande partie de ce qu'on a écrit sur l'opération du trépan depuis plus d'un demi-siècle.

CHAPITRE PREMIER.

ANGLETERRE.

Les opinions que P. Pott essaya de faire prévaloir dans la Grande-Bretagne, vers le milieu du siècle dernier, trouvèrent dans Dease, son compatriote et chirurgien des hôpitaux de Saint-Nicolas et de Sainte-Catherine à Dublin, un chaud antagoniste. L'ouvrage que publia ce praticien renferme des doctrines à peu près semblables à celle que Desault professa un peu plus tard, et a toujours joui d'une grande estime chez nos voisins quoiqu'il soit à peine connu en France. L'analyse et l'interprétation des pensées et des faits qui en forment le fond, vont nous montrer cependant que la raison n'est pas toujours de son côté dans les attaques qu'il dirige contre le trépan.

Sect. I. *Doctrine de Dease.*

Dease (1) voyant que, malgré l'emploi du trépan suivant la méthode de Pott, il perdait ses blessés, s'imagina que le mauvais régime que les malades atteints de plaies du crâne, continuaient souvent, même après l'accident, pouvait être la cause de la suppuration. C'est pourquoi il prit le parti, chaque fois qu'il se présentait un individu avec une plaie du crâne qu'il pût soupçonner être compliquée de fracture, de soumettre ce malade à un régime très sévère : saignées, purgatifs, etc. ; mais il reconnut bientôt que cette méthode ne lui réussissait pas mieux ; que des malades soumis au régime le plus sévère n'en présentaient pas moins des accidents mortels, tandis que d'autres, qui continuaient leur vie habituelle guérissaient tout aussi bien. Il conclut de là que dans les cas de simple fracture et de contusions, il ne faut pas trépaner, et que peut-être même l'effet des très larges saignées est un effet douteux : ce qui forme déjà une conclusion assez peu rigoureuse.

Les vingt-cinq observations qui sont rapportées par Dease, peuvent être rangées sous trois séries.

(1) Observat. on Wounds of the Head, etc., Lond. 1776.

§. I. *Plaies contuses sans fractures.*

La première série de faits comprend douze observations, dans lesquelles il n'existait que des plaies contuses avec dénudation de l'os, sans fracture.

Quatre fois la dénudation avait eu lieu sur le frontal.

Cinq fois sur le pariétal gauche.

Une fois sur le pariétal droit.

Une fois dans l'occipital.

Presque toutes ces lésions résultaient de l'action d'instruments contondants; une seule fois d'une chute; une autre fois du froissement d'une roue de voiture.

De ces douze sujets onze furent trépanés. Chez celui qui ne le fut pas, l'opération avait été proposée au quinzième jour par Dease; elle n'eut pas lieu, parce qu'un chirirgien appelé en consultation s'y opposa; le malade mourut le vingt-deuxième jour.

Des onze sujets trépanés, neuf succombèrent après l'opération; deux guérirent.

Les onze sujets trépanés le furent, trois avant le dixième jour de l'accident; trois du dixième au quinzième jour; quatre après le quinzième jour.

Comme tous les sujets trépanés, excepté deux, ont succombé, nous pouvons déjà tirer cette première conclusion que, ni la différence dans la position de la plaie, ni l'époque à laquelle le trépan a été pratiqué, ne paraissent avoir influé sur la terminaison de la maladie; car, chez les deux sujets guéris, les plaies, étaient au moins aussi graves que chez les autres et la blessure avait lieu au niveau du pariétal et du frontal.

Si nous recherchons maintenant l'époque à laquelle se manifestèrent les accidents qui donnèrent lieu à l'application du trépan, nous trouverons que pour les sujets de la première fraction, c'est-à-dire, pour ceux qui furent trépanés avant le dixième jour, les accidents se manifestèrent du septième au neuvième jour; du huitième au onzième jour chez ceux de la deuxième série; du huitième au dix-neuvième jour, chez ceux de la troisième série : nous devons faire observer que le malade de cette troisième série, chez lequel les accidents se manifestèrent le huitième jour, et qui ne fut trépané qu'après le quinzième, n'avait été apporté à l'hôpital que le dix-huitième jour après l'accident. Ainsi, dans ce cas, le retard apporté à l'opération est indépendant de la volonté de l'opérateur.

En résumant les trois séries, nous voyons que, dans aucun cas, les accidents ne se sont montrés avant le septième jour, et que l'époque la plus tardive à laquelle ils se sont développés, fut une fois le dix-neuvième jour.

Le terme moyen de la somme des jours où parurent les accidents est le onzième jour.

En réunissant les deux cas de guérison aux neuf cas suivis de mort, dans lesquels l'opération du trépan avait été pratiquée, nous trouvons que les symptômes qui servirent d'indication à Dease, furent onze fois des frissons. A l'occasion du seul fait dans lequel le frisson manqua, Dease observe qu'il croit plutôt que ce symptôme a été oublié par la personne qui lui rendit compte de l'état du malade, et il ajoute que non-seulement dans les cas de plaies de tête rapportés dans son livre, mais encore que dans tous les autres dont il a pu être témoin, il ne s'en rappelle pas un seul qui n'ait été accompagné de frisson. Ce frisson se manifestait presque toujours au début. Dans queques cas il cessait pour être remplacé par de la chaleur. Mais dans la plupart il durait plusieurs jours, et souvent même se prolongeait jusqu'à la mort. Dans quelques cas, ce frisson, après s'être manifesté légèrement un ou deux jours, cessait pendant quatre ou cinq, en même temps que l'état du malade semblait s'améliorer; puis il reparaissait avec une nouvelle recrudescence des accidents.

Avec le frisson coïncidait presque toujours un pouls tout à la fois lent et rapide, c'est-à-dire irrégulier *(Quick. and land)*. Ce pouls s'accélérait de plus en plus à mesure que les accidents devenaient graves.

Dans tous les cas, il y eut une céphalalgie assez intense, accompagnée d'agitation, et dans tous les cas aussi suivie de délire. Dans un seul cas le malade conserva ses facultés jusqu'à la fin ; dans deux cas il y eut de l'irritabilité et un peu de difficulté dans la parole ; dans un cas quelques soubresauts de tendons ; dans un seul cas un peu de rigidité dans la mâchoire inférieure : *jamais il n'y eut de paralysie.*

Quatre fois seulement il y eut des vomissements plus ou mois répétés, les premiers jours ou au début des accidents. Jamais ils ne se prolongèrent au-delà. Presque toujours la langue est restée sale, humide. Dans quelques cas cependant il y eut de la soif.

Dans trois cas (observ. 5, 7, 8) les paupières s'œdématièrent, et la conjonctive, boursoufflée, jaunâtre, présentait comme la teinte de la conjonctive des ictériques.

La constipation restait opiniâtre malgré de nombreux purgatifs administrés à la plupart des malades.

Dans aucun cas l'auteur n'a noté s'il y eut à la région du foie quelque douleur qui pût faire soupçonner un abcès dans cet organe.

Si nous considérons l'état de la plaie au moment de la manifestation des accidents, nous trouvons que sept fois elle prit un mauvais aspect, que ses bords divinrent plus pâles, que la suppuration diminua en même temps qu'elle devint plus ténue et plus séreuse. Mais dans quatre cas, (observ. 11, 4, 8, 5) elle conserva toujours un bon aspect, malgré les accidents, et même dans l'un (observ. 4) elle était presque complétement cicatrisée; de façon que le mauvais état de la plaie, donné par quelques auteurs comme une indication du trépan, n'est pas une indication sûre.

Chez les deux sujets qui guérirent, une fois le trépan donna issue à un pus fétide retenu entre la dure-mère et la paroi interne des os du crâne; mais dans l'autre cas on tomba sur un point où la dure-mère était saine et parfaitement naturelle.

Dans les cas suivis de mort, six fois sur dix la dure-mère fut trouvée attachée et tout-à-fait naturelle au-dessous du point trépané. Elle était détachée et recouverte d'un pus bien conditionné, mais en *très petite quantité*, et n'excédant jamais la moitié d'une cuillerée chez quatre sujets.

En resumé, sept fois sur onze l'opération du trépan put être regardée au moins comme inutile pour la guérison de la maladie.

Dans tous ces cas le trépan fut appliqué à l'endroit même où l'os avait été dénudé.

Dans les deux cas de guérison, il y eut après l'opération du trépan une amélioration notable dès le lendemain; mais les malades ne sortirent de l'hôpital qu'au bout de trois mois. Dans celui des cas où l'on tomba sur le foyer sous les os du crâne, la dure-mère était noirâtre et comme gangrenée, mais elle se couvrit rapidement de bourgeons charnus.

Dans les neuf cas suivis de mort, nous distinguerons, 1° les cas dans lesquels on tomba sur le foyer et ceux dans lesquels on tomba sur la dure-mère saine. Dans les uns comme dans les autres la mort suivit l'application du trépan presque en même temps, c'est-à-dire, quatre ou cinq jours après l'opération; de sorte qu'en considérant ces seuls faits (en trop petit nombre, il est vrai), on serait tenté de conclure que lors même que le trépan tombe sur un foyer entre la dure-mère et le crâne, cette circonstance n'est pas très favorable, car jamais le mal n'est borné en ce point.

Ce dernier résultat est confirmé par l'analyse des altérations trouvées après la mort. En effet, dans tous les cas suivis de mort, qu'il existât ou non un foyer entre la dure-mère et le crâne, Dease a trouvé un épanchement purulent dans le tissu de la pie-mère, s'étendant sur toute la surface convexe de l'hemisphère cérébral du côté blessé, et se prolongeant même quelquefois jusques sur l'autre côté, à la base du cerveau et jusqu'au trou occipital. Généralement la substance corticale, dans tous les points en contact avec l'épanchement purulent, etait ramollie et preque diffluente, mais dans aucun cas il n'existait de foyer circonscrit qui ressemblât à un abcès creusé dans la substance cérébrale.

La face cérébrale de la dure-mère était quelquefois tapissée par une lame de pus épanché dans la cavité arachnoïdienne; mais dans le plus grand nombre des cas sa face crânienne était bien adhérente aux os, sans trace d'inflammation et tout-à-fait naturelle. Il faut en excepter les quatre cas indiqués dans lesquels nous avons dit que le trépan mit à nu de petits foyers; mais, même dans ces cas, les foyers étaient très circonscrits à cause du peu de décollement de la dure-mère.

Dans les points où la dure-mère avait été mise à découvert par le trépan, cette membrane offrait une teinte noirâtre qu'elle commençait à prendre même pendant la vie lorsque les graves accidents se manifestaient. Ainsi tous les malades de cette série étaient en proie à une méningite, ou à une encéphalite au moment de l'opération. Il n'y avait d'épanchement chez aucun. On ne remarque d'indication formelle, telle que nous l'avons entendue, nulle part. En faut-il davantage pour expliquer le peu de succès de la pratique de Dease ? Mais poursuivons.

§ 2. *Fractures.*

La deuxième série comprend onze observations, qui sont toutes relatives à des plaies du crâne avec fracture des os. De ces onze plaies, neuf furent faites par des coups d'épée, une par un coup de bâton de Watchman. Quatre fractures avaient lieu au niveau du frontal, six au pariétal et une sur la suture lambdoïde.

Trois de ces fractures seulement intéressaient

les deux tables des os ; les huit autres étaient plutôt des plaies de la table externe avec enlèvement d'une esquille plus ou moins considérable, mais n'ayant jamais dépassé la longueur d'un pouce à un pouce et demi.

Sur ces onze cas, le trépan fut appliqué huit fois, six fois avant le troisième jour qui suivit l'accident, une fois au douzième jour.

Des six malades, chez lesquels le trépan fut appliqué *avant le troisième jour, quatre guérirent* ; chez trois le trépan avait été appliqué seulement à cause de la plaie et sans qu'il se fût manifesté aucun accident, tout-à-fait comme moyen préventif. Dans les trois cas l'on ne trouva poin de foyer sous la couronne d'os enlevé ; la dure-mère était adhérente et parfaitement naturelle. L'un de ces cas était une fracture des deux tables des os. Dans une autre le trépan avait été appliqué en cinq places et sur le sinus frontal. Les malades guérirent assez rapidement sans aucun accident.

Dans le quatrième cas le trépan avait été appliqué à cause de quelques frissons et d'une attaque d'épilepsie. On trouva la dure-mère divisée et détachée, et un épanchement de sang très léger entre elle et la paroi du crâne.

Les accidents généraux disparurent après quelques jours, mais il se forma une hernie du cerveau avec écoulement de sa substance dans le point trépané. Le malade guérit au bout de quarante-cinq jours, mais on apprit que dans la suite il eut quatre ou cinq attaques d'épilepsie.

Des trois cas dans lesquels l'opération du trépan fut suivie de la mort, deux fois le trépan avait été appliqué avant la manifestation d'aucune espèce d'accident, et une fois au douzième jour après leur apparition. Dans ces cas, comme chez les sujets de la première série, les accidents furent des frissons, un pouls très développé, du délire, de la céphalalgie, etc.

Une fois la conjonctive était boursouflée, sans amaurose. Après la mort, deux fois la dure-mère fut trouvée décollée et tachetée par du pus dans sa face externe. Deux fois elle était adhérente et tout-à-fait naturelle. Dans trois cas il existait un épanchement de pus très diffus entre l'arachnoïde et la substance corticale, principalement sur l'hémisphère correspondant au point de l'os lésé. Cet épanchement était plus considérable que chez les sujets de la première série. Dans un cas sur-tout il est dit que l'inflammation du cerveau allait jusqu'à la substance blanche, mais il ne paraît pas d'après les descriptions de Dease qu'il ait existé aucun abcès dans la substance du cerveau, pas plus que précédemment.

Dans les cas où le trépan fut appliqué, il le fut toujours au niveau du point de l'os ou siégeait la lésion.

Les trois cas de cette série dans lesquels la guérison eut lieu, bien qu'il y eut fracture sans que le trépan fût appliqué, sont trois cas de fractures non accompagnées d'accidents. Au total nous voyons dans cette deuxième série l'opération encore appliquée sans motifs plausibles ; mais quand on s'y détermina avant l'apparition de l'inflammation, elle fournit un résultat beaucoup plus avantageux ; d'où on peut présumer que quelques-uns des malades de la première série qui ont succombés eussent été sauvés s'ils eussent été trépanés du 1er au 3e jour au lieu du 6e au 20e.

§ 3. *Faits anormaux.*

Cette série comprend deux observations seulement.

Dans la première : fracture sur l'union du pariétal et du frontal par un coup de fouet plombé. Chute au moment de l'accident ; saignement de nez et de l'oreille ; fièvre, délire, céphalalgie, idiotisme pendant deux mois sans aucune paralysie. Ces accidents persistent jusqu'au neuvième mois. La plaie, presque complètement cicatrisée présente néanmoins un orifice fistuleux de la largeur d'une pièce de dix sous, par lequel la dure-mère fait saillie sous forme d'un fongus. Au centre de ce fongus est un trou qui communique avec l'intérieur du cerveau.

Application du trépan au neuvième mois par Dease. Excepté quelques convulsions qui suivirent l'opération, tous les accidents qu'avait présentés le malade diminuèrent et il sortit de l'hôpital trois mois après son entrée, parfaitement guéri.

La seconde observation est celle d'un malade qui offrait tous les signes d'une commotion du cerveau, sans contusion ni plaies du cuir chevelu, et chez lequel la poudre de Dower, employée avec persévérance, suivant la méthode de Bromfield, ne fut suivie d'aucun succès.

Dans les cas rapportés dans ces deux séries, qu'ils aient été trépanés ou non, les malades furent toujours soumis à de nombreuses évacuations sanguines, en même temps que des purgatifs, soit avant, soit après l'opération du trépan, leur étaient donnés.

§ 4. *Conclusions.*

1° D'après les observations rapportées dans cet ouvrage, on peut conclure que les cas de contusion des os du crâne sans fracture sont plus graves que les contusions avec fracture, car sur 12 cas de contusions sans fracture, on voit que 10 malades succombèrent; tandis que sur 12 qui avaient des fractures, il n'en mourut que quatre. Comme dans le premier cas, l'opération ne fut pratiquée qu'au moment de l'apparition des accidents, tandis que dans le second, le trépan fut appliqué souvent avant qu'aucun accident ne se fût manifesté, on est disposé à conclure, contrairement à l'opinion de Dease, que le trépan, appliqué de bonne heure, a eu un résultat heureux. Mais, d'autre part, en considérant que rarement on est tombé sur le foyer, dans les uns comme dans les autres cas, on sera aussi porté à croire que le trépan a été presque toujours une opération inutile.

Dans aucun des cas rapportés, nous ne voyons que les accidents se soient manifestés ou qu'ils aient augmenté après l'application du trépan. Une seule fois cette opération a été suivie d'une hernie du cerveau; mais le malade a guéri, et encore il convient d'ajouter que la dure-mère avait été divisée dans ce cas par la cause fracturante; de façon que, jugée d'après les faits rapportés par Dease, l'opération du trépan considérée en elle-même, bien qu'elle ait été souvent inutile, ne fut jamais dangereuse, et n'ajouta point à la gravité de la maladie.

Cette conclusion, à laquelle on arrive par l'analyse des observations, n'est pas en rapport avec celle qu'en a tirée Dease, dont l'ouvrage est entièrement dirigé contre le trépan, qu'il appelle une sévère opération, (ever more or lefs dangerous in itself, often productive of disagreable effects. (Introduction, page 24.)

La gravité des plaies et la non réussite du trépan, dans les cas observés par Dease, s'explique par l'examen des sujets qui ont succombé; car on voit que la mort a toujours été chez eux le résultat d'une inflammation diffuse des méninges. Soit qu'il y eût ou qu'il n'y eût pas de foyer à l'extérieur de la dure-mère, jamais le mal n'a consisté en un abcès circonscrit.

Le seul cas où il existât un abcès (Observation 1re de la 3e série, 22e de l'ouvrage) nous paraît être un cas tout-à-fait favorable à l'emploi du trépan.

Dans la seconde partie de son livre Dease émet quelques assertions contraires à l'emploi du trépan, qu'il regarde, ainsi que je l'ai dit, comme inutile et *comme dangereux*. Il y fait une assez bonne description des accidents et des symptômes qui signalent le début de la méningite, p. 58—66; mais tout cela est noyé dans des explications physiologiques, pour expliquer comment le pus formé dans les méninges est incapable de donner lieu aux accidents avant le septième ou le huitième jour, et pourquoi la saignée n'est d'aucun effet dans le traitement des plaies de tête; car Dease rejette tout aussi bien la saignée que le trépan.

Passons maintenant aux matériaux donnés par Pott, et nous verrons à la fin lequel des deux doit inspirer le plus de confiance et semble s'être engagé dans la meilleure voie.

Sect. II. *Doctrine de* Pott.

Dès les premières lignes on reconnaît l'observateur attentif et clairvoyant. Tous les faits portent leurs indications. Le résumé que nous allons en faire, montrera mieux que tous les raisonnements possibles, combien il s'en faut que les travaux de Dease puissent en diminuer la valeur. On peut rapporter ces faits à trois catégories, : aux contusions, aux fractures et aux épanchements.

1re Série.

Contusion des os.

Première observation. (Jeune homme.)

Chute perpendiculaire d'un palet sur la tête.— Plaie large des téguments; pas d'accidents d'abord; au bout de six jours douleur vive à la tête, fièvre.—La plaie en partie cicatrisée est incisée. Le péricrâne sous-jacent est détaché du crâne dans une grande étendue; la couleur de l'os est altérée; saignées, purgatifs répétés. — Le dixième jour, frisson intense qui se renouvelle.—Augmentation des accidents. Application d'une couronne de trépan sur le côté de la suture sagittale. Issue d'une petite quantité de matière qui séjourne sur la dure-mère; le malade allant plus mal, nouvelle application de trépan le lendemain sur le côté opposé de la suture. —Issue d'une quantité considérable de matière, amassée entre le crâne et la dure-mère, — *Mort* le lendemain. — L'autopsie montre un décollement considérable de la dure-mère sous les deux pariétaux, une gangrène limitée de cette membrane et un épanchement purulent entre les méninges.

Deuxième observation. (Un ouvrier.)

Chute d'un lieu très élevé. — Contusions sans

plaie du front.— Perte de connaissance : saignée, amélioration.—Au bout de six jours, douleurs de tête, vertiges, nausées et vomissements.—Incision de la bosse du front; os denudé dans le fond.—Saignée, purgatifs. —Frissons, mauvais aspect des bords de la plaie ; application d'une 1re couronne de trépan ; qui montre la dure-mère couverte de matière.—Pas d'amélioration. Le lendemain, nouvelle application du trépan. Issue de beaucoup de matière.—Guérison.

Troisième observation. (Jeune homme de 20 ans).

Chute de cheval.—Contusion des os avec plaie à lambeau des téguments d'un des côtés du front. —Perte de connaissance d'une heure.—Saignée répétée deux fois. — Purgatif doux ; tout va bien pendant neuf jours.—Douleur de tête, agitation, insomnie, fièvre. —Saignée. — Le lendemain, frisson, mauvais aspect de la plaie ; l'os dépouillé a perdu sa couleur naturelle.—Trépan.—Matière sur la dure-mère. L'écoulement s'en fait pendant plusieurs jours. — Guérison.

Quatrième observation. (Enfant de 12 ans.)

Coup de crosse sur le front ; contusion sans plaie.—Perte de connaissance : saignée.—Renvoi de l'hôpital le neuvième jour.—Rentrée le quatorzième ; mal de tête, vertige, fièvre.—Saignée, vomitif.—Frissons, douleur vive au front ; saignée nouvelle. — Pas d'amélioration : incision de la bosse sanguine, détachement du périoste, opération du trépan; issue de matière amassée entre l'os et la dure-mère. Guérison.

Cinquième observation. (Une femme adulte).

Coup de bâton à la tête. Contusion sans plaie, peu d'accidents primitifs.—Au bout de dix jours douleur de tête avec fièvre, frisson, érysipèle de la face.—Ouverture de la bosse sanguine, os dépouillé, trépan sur le côté de la suture sagittale. — Pas d'amélioration. Seconde application du trépan sur l'autre côte de la suture; la matière purulente recouvre la dure-mère des deux côtés. Troisième couronne de trépan auprès de la première. Issue d'une quantité considérable de pus. Mort le seizième jour. — L'autopsie montre un décollement considérable de la dure-mère qui couvre les deux pariétaux.

Sixième observation. (Un homme lunatique).

Chute d'un deuxième étage sur le pavé. La tête avait rencontré un auvent dans la chute. — Trois petites plaies au sommet de la tête, sans lésion du péricrâne.—Perte de connaissance; saignée; délire qui cède aux opiacés. — Amélioration. — Le dixième jour, céphalalgie, fièvre, frisson.—Incision d'une des plaies, décollement du péricrâne. Application du trépan ; la dure-mère a seulement *une couleur sombre*. Le lendemain, augmentation des accidents. — Nouvelle application du trépan, même état de la dure-mère ; le soir, le malade étant très mal, une troisième couronne du trépan est appliquée. — Une grande quantité de matière s'échappe à l'ouverture, et continue à couler pendant plusieurs jours.—Guérison.

Septième observation. (Homme de 60 ans.)

Contusions et plaies nombreuses à la tête ; aucune n'avait passé le péricrâne ; écoulement de sang abondant. —Guérison. Sortie de l'hôpital. — Au bout de 18 jours, mal de tête, vertige, anxiété, insomnie. — Une seule plaie n'est pas entièrement cicatrisée ; son aspect est blafard. — Incision circulaire des téguments, péricrâne altéré et détaché.—Trépan. Petite quantité de pus sur la dure-mère. — Trois jours après, nouvelle application du trépan en dehors de la première couronne.—Issue d'une grande quantité de matière. — Pas d'amélioration sensible. — Troisième application de trépan, à côté de la deuxième. — Grande évacuation de pus. — Guérison lente.

Huitième observation. (Un artificier.)

Chute d'un toit. — Plusieurs plaies contuses à la tête ; perte de connaissance; saignées, purgatifs, pansement simple. — Les accidents primitifs persistent pendant 5 jours. Trépan sur la partie supérieure du frontal. — Dure-mère couverte de sang ; écoulement de ce liquide par le trou. — Pas d'amélioration. — Deuxième application du trépan sur le pariétal, même aspect de la dure-mère. — Ecoulement de sang, qui dure plusieurs jours. — Amélioration. — Le 19e jour, retour des accidents ; une tumeur paraît au côté droit de l'occipital : incision, le péricrâne est détruit ; le malade se refuse à l'application du trépan. — Paralysie du côté gauche; spasmes et convulsions du droit. — *Mort.* — Amas de pus sous l'occipital. — Suppuration et putréfaction de la dure-mère. — Epanchement de deux cuillerées de pus entre les méninges, sous la portion altérée de cette membrane.

Neuvième Observation. (Enfant de 13 ans.)

Coup d'une machine de moulin ; plaie légère au côté droit de la tête ; perte de connaissance : saignée, pansement simple. — Retour à la santé, il reste seulement un leger mal de tête. Au bout de trois semaines, frisson, céphalalgie aiguë. — Ouverture spontanée de la plaie cicatrisée ; péricrâne séparé de l'os. Convulsions, spasmes des mâchoires. — Trépan sur le frontal. — Ecoulement d'une certaine quantité de pus placé sous les os. — *Mort* le lendemain. — Abcès entre les deux hémisphères du cerveau.

Dixième observation. Séparation des deux tables des os du crâne par contusion. (Un marin.)

Coup à la tête, par un éclat de bois ; petite plaie ; large contusion ; pas d'accidents primitifs. — Au bout de sept semaines, céphalalgie, accès épileptiformes. — Convulsions occasionées par la pression du crâne, et qui cessent aussitôt après. —Incision circulaire des téguments.—Altération du péricrâne, carie des os. — Pertuis fistuleux, écoulement de matière sanieuse ; trépan. —Amélioration. — Mort d'une péripneumonie quelques jours après ; il n'y avait aucune trace de pus. — La dure-mère était bien *incarnée*.

IIe Série.

Fentes et fractures du crâne sans enfoncement.

Onzième observation.

Chute sur une pierre anguleuse, plaie du front. — Fêlure du frontal de deux pouces d'étendue ; perte de connaissance ; saignée. — Amélioration. — Le onzième jour, fièvre, douleur de tête, insomnie, érysipèle du visage, frisson, délire léger. — Trépan ; matière purulente sur la dure-mère ; l'écoulement dure plusieurs jours. — Amélioration. — Le vingt-unième jour, délire, paralysie d'un côté du corps, convulsions de l'autre. — Mort. L'autopsie n'a pas été faite.

Douzième observation.

Coup de bâton sur le front; pas d'accidents primitifs. — Le neuvième jour, enflure et douleur du point contus. — Incision. — Fracture des os. — Deux couronnes de trépan sur son trajet. — Décoloration de la dure-mère ; un peu de matière à sa surface. — Fièvre intense ; saignées répétées. — Syncope. — Mieux. — Guérison.

Treizième observation. (Un postillon.)

Chute de cheval. La tête heurte contre une pierre ; étourdissement. — Il reprend ses occupations. — Le septième jour, douleur de tête ; fièvre, tumeur sur la partie de la tête qui avait reçu le coup. — Ouverture ; fracture du pariétal. — Trois couronnes de trépan. Dure-mère altérée ; écoulement de matière. — Augmentation des accidents, paralysie d'un côté, insensibilité. — *Mort.* Toute la surface interne du pariétal et du temporal gauches détachée de la dure-mère et couverte de pus.

Quatorzième observation. (Un manœuvre.)

Plaie de tête par la chute d'une faîtière pesante ; fracture du crâne occupant le pariétal et le frontal gauches ; trépan sur les deux côtés de la suture fronto-pariétale ; dure-mère saine : pas d'épanchement ; saignées copieuses ; — Rétablissement en deux mois.

Quinzième observation. (Petite fille de neuf ans.)

Chute sur la tête ; plaie du sommet ; fracture du crâne, allant d'une bosse pariétale à l'autre. Deux couronnes de trépan sur les côtés de la suture. — Pas d'altération de la dure-mère. — Guérison. Pott avoue qu'il n'y avait, pas dans ce cas et dans le précédent, urgence du trépan.

Seizième observation. (Garçon maréchal.)

Coup de pied de cheval ; perte de connaissance. — Contusion légère des téguments ; saignée, purgatifs. — Mieux. — Septième jour, douleur à la tête, anxiété, vertige, perte d'appétit, fièvre, gonflement de la partie contuse. Incision. Fracture de deux pouces sur le frontal. — Trépan. — Matière amassée entre l'os et la dure-mère ; l'écoulement de ce liquide continue pendant trente-cinq jours. — Guérison.

Dix-septième observation.

Chute du haut d'un échafaud. Fracture du tibia et de l'avant-bras ; diverses contusions, *Guérison.* Au bout de cinq semaines, douleurs de tête, insomnie ; fièvre, frisson, enflure d'un côté de la tête, dont il ne s'était jamais plaint. — Incision. — Fracture du pariétal. Trépan. Evacuation d'une grande quantité de matière ; putréfaction de la dure-mère. Abcès dans la pie-mère. — *Mort.*

Dix-huitième observation.

Chute de cheval, plaie considérable à la tête, fracture oblique du frontal et du pariétal droit. — Trépan. Issue d'une petite quantité de sang coagulé.—Saignée copieuse. — Il recouvre l'usage de ses sens. — Deuxième couronne de trépan sur le pariétal. — Amélioration. Troisième couronne de trépan sur l'éxtrèmité de la fêlure ; il y avait sur la dure-mère, dans ce point, un peu de matière. — *Guérison*

Dix-neuvième observation. (Une femme adulte.)

Coup de tabouret à la tête, plaie des téguments, fracture du pariétal gauche, pas de symptômes graves. Au bout d'une semaine, mauvais aspect de la plaie, trépan sur cette indication. — Dure-mère putréfiée et purulente. Au quinzième jour, frisson, apparition d'une tumeur sur le côté opposé de la tête. — Incision, fente au pariétal droit. — Trépan.—Issue d'une grande quantité de matière. —*Mort.* La dure-mère était détachée des deux pariétaux.

Vingtième observation. (Enfant de huit ans.)

Coup de bâton sur la tête ; vertiges, tumeur de la grosseur d'une noix, au sommet de la tête.—Incision, fracture de la suture sagittale, ouverture du sinus longitudinal, par un fragment, écoulement de sang continuel. — Trépan des deux côtés de la suture d'abord, et sur la suture elle-même. — Extraction de l'esquille. — Guérison.

IIe Série.

Fracture du crâne, avec enfoncement.

Vingt-unième observation. (Jeune fille de 15 ans.)

Renversée par un bœuf, sa tête porte contre des pierres. Large contusion du côté droit du crâne. Fracture avec enfoncement du pariétal de ce côté. Perte complète de connaissance. — Incision des téguments; trépan sur la partie inférieure du pariétal qui n'était pas enfoncée. Elévation de la pièce d'os. — Saignées copieuses, purgatifs. Amélioration. — Puis accidents d'inflammation et de compression. — *Mort.* — Amas de pus sous le pariétal.

Vingt-deuxième observation.

Chute de cheval. Plaie des téguments du front, fractures du frontal avec enfoncement considérable. — Perte de connaissance, écoulement de sang de dessous la pièce enfoncée, trépan, élévation de la pièce, saignée copieuse, amélioration. — Le onzième jour fièvre et insomnie; nouvelle application du trépan par laquelle on enlève toute la pièce d'os enfoncée. — La dure-mère était couverte de matière semblable à de la gelée; saignées répétées. — Guérison.

Vingt-troisième observation. (Garçon de 14 ans.)

Coup de pied de cheval ; large plaie au milieu du front, fracture transversale du frontal avec enfoncement. — Perte de connaissance. — Trépan, élévation de la pièce d'os enfoncée, saignée, purgatifs ; — il recouvre ses sens au bout de six jours. Le quatorzième jour, symptômes graves d'inflammation. Nouvelle application du trépan sur la pièce d'os relevée. Issue d'une quantité considérable de pus. Délire, convulsion. — *Mort.* Abcès sous la dure-mère.

IVe Série.

Épanchement, extravasation de sang.

Vingt-quatrième observation. (Enfant de 9 ans.)

Coup de crosse à la partie supérieure du front. Contusion considérable ; perte de connaissance ; incision des téguments ; fracture avec enfoncement ; trépan ; élévation de la pièce enfoncée ; pas d'amélioration ; saignées ; purgatifs. Le 5, nouvelle couronne de trépan sur la pièce d'os enfoncée et relevée ; dure-mère couverte d'un sang grumeleux. Guérison.

Vingt-cinquième observation. (Jeune femme.)

Chute du haut d'un chariot sur le pavé ; nulle trace de contusion à la tête ; perte de connaissance. — Saignées, purgatifs, aucun changement. — Le quatrième jour, trépan sur un point du crâne qui paraît douloureux à la pression; on trouve là une fracture de la table interne de l'os; la pression de cette pièce détermine des spasmes; plusieurs couronnes de trépan sont appliquées autour d'elle, et on obtient facilement son extraction. Amélioration. — Quelques jours après, fièvre, suppuration abondante. — *Mort.*

Vingt-sixième observation.

Chute du haut d'un échafaud élevé. Fracture de la cuisse et du bras, pas de trace de lésion à la tête; stupeur. — Saignées et purgatifs répétés. Le cinquième jour tumeur au côté droit de la tête; incision, os dépouillé de son périoste, — Trépan; écoulement d'une grande quantité de sang amassé entre la dure-mère et le crâne. Persistance de l'état de stupeur, saignée, amélioration. — Guérison.

Vingt-septième observation. (Enfant de 10 ans.)

Chute de vingt pieds de haut; pas de signes de violence à la tête, perte de connaissance. — Saignée, lavement stimulant. — Au quatrième jour, tuméfaction du côté droit de la tête, incision. — Trépan. Issue de sang qui dura un jour. — Pas d'amélioration. — Trois jours après, nouvelle application de deux couronnes de trépan sur les côtés de la suture sagittale, écoulement libre du sang. — Mieux. Rétablissement parfait.

Vingt-huitième observation. (Enfant de 13 ans.)

Chute de cheval. Large plaie au côté droit de la tête; dénudation du pariétal; pas d'apparence de fracture; perte de connaissance; trépan; dure-mère saine; pas d'épanchement; saignées répétées. Mort au bout de trois jours. L'autopsie ne montra sur le plexus choroïde qu'une masse de sang coagulé, grosse comme la moitié d'une petite châtaigne.

§ IV. *Résumé.*

En résumé donc, Pott a pratiqué l'opération du trépan, dans vingt-huit cas de plaies de tête: dans neuf pour obvier aux accidents, qui accompagnent ou qui suivent la contusion profonde des os du crâne et le décollement de la dure-mère, et dans un cas, pour extraire une pièce d'os séparée par suite de cette contusion. Dans dix cas, c'était pour remédier aux accidents de fractures sans enfoncement, et dans cinq cas, pour des fractures avec enfoncement. — Enfin dans trios cas, c'était pour s'opposer aux accidents d'épanchement de sang, dans la cavité du crâne. 1° Des neuf premiers cas, il y en a trois où il n'y avait que contusion simple des téguments et des os.

Il y en a six, où il y avait plaie des téguments, et contusion des os.

Cinq malades éprouvèrent des accidents primitifs ; tels que perte de connaissance ,etc. ; dans un seul cas ces accidents se prolongèrent au delà de cinq jours.

Quatre sujets n'eurent aucun accident primitif.

Tous eurent des accidents consécutifs d'inflammation de la dure-mère, fièvre, etc. , qui dans cinq cas, se développèrent entre le sixième et le dixième jour. Dans trois cas ce fut entre le quatorzième et le vingtième jour que les sympôtmes survinrent, et dans un on ne les vit qu'au bout de trois semaines.

Dans huit, le trépan à donné issue a du pus.— Dans un, à du sang.

Dans six cas, le liquide était placé entre la dure-mère et les os.

Dans trois, il y avait en même temps épanchement dans la cavité des méninges.

Le nombre des couronnes du trépan appliqués, fut de un dans trois cas, de deux dans trois cas, et de trois dans les trois derniers cas.

Il y eut cinq guérisons, et quatre morts.

2° Des dix cas de fracture sans enfoncement,

Cinq existaient avec contusion simple des téguments,

Cinq avec plaie plus ou moins contuse.

Des accidents primitifs survinrent dans sept et se prolongèrent au-delà de trois jours dans trois. Des accidents consécutifs eurent lieu dans six. Dans cinq cas, ces accidents se développèrent entre le septième et le quinzième jour, et dans un au bout de cinq semaines seulement.

Le nombre des couronnes de trépan a été de une dans trois cas, de deux dans quatre cas, de trois dans trois cas. Le trépan donna issue à du pus dans six, à du sang dans deux, à rien dans deux. *Guérisons*, six; *Morts*, quatre.

3° Dans les cinq cas de fracture avec enfoncement, il y avait contusion des téguments et fracture des os; dans un cas la table interne seule était enfoncée; dans trois il y avait en même temps plaie contuse des téguments et fracture des os. Tous les malades eurent des accidents primitifs, qui ont duré plusieurs jours; trois eurent des accidents consécutifs entre le onzième et le quatorzième jour. Le nombre des couronnes de trépan a été : une dans un cas, deux et plus dans les quatre autres. On a relevé les os enfoncés dans trois cas; on les a enlevé dans deux. *Guérisons*, deux. *Morts*, trois.

4° Des trois cas d'épanchement dans la cavité du crâne, deux existaient sans trace de violence à l'extérieur, un avec plaie des téguments : accidents primitifs, stupeur, etc., dans les trois. Le nombre des couronnes de trépan a été : une dans deux cas, trois dans un cas; le trépan donna issue à du pus placé sur la dure-mère dans un cas, à du sang placé dans le même point dans un, à rien dans le troisième. *Guérisons*, deux. *Mort*, un.

Ainsi, Dease a mal saisi les indications du trépan, et mal interprété les symptômes. Il se sert de l'opération quand elle ne convient pas ou ne convient plus, et semble ne pas en comprendre le but. Il perd la plupart de ses malades, et, loin de chercher la cause de ses insuccès dans sa manière de procéder, il les rejette sur l'opération, qui est dès lors en effet une res source assez dangereuse, et presque toujours inutile. Pott, au contraire, suit pas à pas la nature, la surveille, l'écoute; il vient à son secours en temps opportun. Aussi réussit-il 15 fois sur 28, et montre-t-il en outre que l'opération n'a eu qu'une faible part à la mort des 13 malades qui ont succombé. Ce sont les doctrines de Dease, cependant, qui ont prévalu en Angleterre. Nous allons effectivement les retrouver, en partie du moins, dans Abernethy, J. Bell, M. A. Cooper, etc.

Section 3. doctrine d'Abernethy

A l'époque où l'Académie de chirurgie en France, et Pott en Angleterre, enseignèrent aux praticiens de ces deux pays les avantages et les *nécessités* de l'opération du trépan à la suite des plaies de tête, il est très probable qu'on multiplia trop et qu'on ne raisonna pas assez les cas auxquels cette opération est applicable; telle est du moins, dit Abernethy, l'opinion de quelques respectables écrivains qui, depuis cette époque, ont publié leurs travaux, notamment de Desault, de Dease et de John Bell ; mais ces écrivains, d'accord pour blâmer l'usage trop fréquent du trépan, diffèrent sur beaucoup d'autres points qui ont encore besoin d'être éclairés.

N'est-ce pas une grande preuve de la difficulté de ce point de pratique chirurgicale, que cette diversité d'opinions sur un sujet qui a occupé les hommes du plus grand talent, placés sur les plus grands théâtres d'observation ? Et n'est-ce pas la preuve qu'aucune partie de la science ne peut acquérir tout l'avancement dont elle est susceptible dans un court espace de temps? A mesure que nos connaissances augmentent, nous découvrons divers points dans l'étude d'une maladie qui ont été passés jusques-là sous silence, et qui, s'ils eussent été soigneusement observés, nous auraient aidé à connaître la nature de cette maladie et les remèdes convenables à sa guérison. On est conduit à ces réflexions en lisant les ouvrages de Hilden, Quesnay et autres. On trouve dans ces auteurs une infinité de cas intéressants, mais dont la nature ne peut être bien déterminée, à cause du défaut de détails nécessaires. Or ce défaut est un défaut dans lequel Abernethy va tomber lui-même à chaque instant.

§ 1er. *Enfoncement léger des os.*

Abernethy dit que les fractures du crâne avec légère dépression des fragments sont susceptibles de guérir sans l'opération du trépan ; c'est pourquoi dans des cas pareils, lorsqu'aucun accident ne se manifeste, il est de l'avis de ceux qui ne trépanent point. Il espère alors que l'os se relèvera par la suite, ou bien que le cerveau s'accommodera de cette légère compression.

A l'appui de ce précepte, Abernethy cite des observations dans lesquelles il y eut fracture du crâne avec enfoncement, mais sans accident, ou bien avec des accidents très légers. L'enfoncement des os avait, dans ces cas (Obs. 2.), un quart de pouce de profondeur. Il s'appuie aussi sur l'opinion de Hill (Cases in surgery, p. 113), et de M. Latta (Pract. syst. in surgery, p. 172). Je ne dois pas laisser ignorer que dans la plupart de ses observations, Abernethy n'a pas même noté la profondeur de la dépression ; que dans celle où cette dépression est notée, elle n'était que d'un huitième de pouce ; que quelques-unes de ses observations sont si écourtées, qu'elles ne peuvent être considérées que comme de simples assertions, et non pas comme des preuves pour ou contre le trépan. Un jeune garçon de 13 ans reçut une fracture avec dépression du pariétal et du temporal ; il guérit parfaitement bien avec des saignées et des purgatifs ; l'os, noirâtre, s'exfolia dans la suite. Telle est une de ses observations, voilà tout ce que l'auteur en dit.

Il suffira d'ailleurs de jeter un coup d'œil sur ce que j'ai dit des enfoncements du crâne, à l'article qui traite des fractures et de la compression, pour voir comment cet enfoncement doit être interprétée et pour montrer que le précepte d'Abernethy doit être appliqué autrement que l'auteur ne l'entend.

Abernethy ayant pensé que les fractures sans dépression peuvent guérir sans trépan, veut prouver que le trépan, dans des cas pareils, a des effets fâcheux, et il s'appuie sur ce raisonnement : que la dénudation des os du crâne suffisant à elle seule pour déterminer une inflammation du cerveau, le trépan qui attaque ces os doit à plus forte raison produire le même effet ; il cite effectivement un cas dans lequel un cocher étant tombé de son siége, eut les os du crâne dénudés et fracassés dans une grande étendue ; 8 jours après, cet homme eut une inflammation du cerveau.

Mais ces faits sont-ils comparables ? n'est-il pas évident que l'auteur ne tient aucun compte de l'ébranlement imprimé au cerveau par la cause de l'accident, ébranlement qui n'accompagne pas l'opération du trépan et dont l'action est telle sur le cerveau qu'il peut déterminer une inflammation à lui seul.

L'observation 9 est un cas dans lequel l'opération du trépan aurait dû être employée, et dans lequel cette opération ne le fut pas. Il y avait du pus sur le cerveau; Abernethy en convient lui-même.

L'obs. X est un cas en faveur du trépan.

L'obs. XI est citée contre l'opération du trépan,

bien que cette opération n'y ait pas été pratiquée. L'auteur veut démontrer qu'à travers les larges plaies des os du crâne, la dure-mère peut faire saillie et favoriser les hernies du cerveau, ce qui peu arriver à la suite de l'opération du trépan.

§ 2. *Indicatiou du trépan.*

Mais Abernethy reconnaît hautement des cas où il serait fâcheux de ne ne point pratiquer l'opération du trépan, tels sont ceux dans lesquels il y a dépression considérable des fragments. (Surgical Works, etc., vol. 2. p. 34).

Il s'autorise, d'O'Halloran (tome 4 des Transactions de l'Acad. royale de Dublin), qui cite des cas, de guérison par suite de l'emploi du trépan, dans des fractures avec symptôme de commotion.

Dans la section 11, notre auteur examine les cas de fracture du crâne avec épanchement de sang sur la dure-mère.

Il cite cinq observations de faits de ce genre.

Dans ces cas, deux fois la fracture eut lieu par chûte d'un lieu élevé, trois fois par le choc d'un intrument contondant.

Toutes ces fractures avaient lieu au niveau du pariétal et du frontal.

Toutes, dès le début, furent accompagnées de symptômes de commotion, d'irrascibilité, de stupeur, de perte de la parole.

D'où l'on peut conclure que rarement les fractures un peu considérables du crâne ont lieu sans commotion du cerveau.

L'auteur s'en tenant toujours, dans la description des symptômes à cette vague indication, il est difficile de déterminer s'il y eut ou non paralysie d'un côté chez les malades.

Dans les cinq cas, l'opération fut pratiquée dès le premier jour, à l'endroit même de la fracture, et l'on multiplia plus ou moins les couronnes de trépan, suivant que l'épanchement était plus ou moins étendu.

L'épanchement de sang était très considérable (trois fois sur les cinq cas,) et provenait de la lesion de l'artère méningée. Cette artère, dans les lésions du crâne, peut être rompue sans que la blessure ait lieu sur son trajet. L'auteur en rapporte plusieurs exemples, tel est celui de Hill de Dumfries. Le trépan ayant été appliqué quatre jours après (on ne dit pas d'après quels symptômes), on trouva un caillot si épais, que Hill eut peur de l'enlever tout entier; mais en ayant retiré une partie il vit que le malade, auparavant dans un état complet d'apoplexie, ouvrit les yeux comme s'il fût sorti d'un profond sommeil, et leva le bras du côté opposé qui jusqu'alors avait paru paralysé.

M. Latta a cité un autre cas pareil. Une fois, un de ces épanchements était assez fort pour que le doigt, introduit dans le crâne, pût être enfoncé jusqu'à l'articulation de la première ou deuxième phalange avant de toucher la dure-mère. Dans un autre cas, la fracture ayant lieu près de l'apophyse orbitaire de l'os frontal, la dure-mère était refoulée par un caillot sanguin, jusqu'à l'apophyse *transverse épineuse du sphénoïde*. (Transverse spinous process of the sphenoid.)

Après l'opération du trépan et l'enlèvement du caillot sanguin dans les cinq cas, la dure-mère reprit sa place ainsi que le cerveau. Immédiatement après, les malades se trouvèrent mieux, reprirent connaissance, et deux purent répondre aux questions qu'on leur fit avant que le pansement ne fût terminé.

Mais cette amélioration ne fut jamais de longue durée :

1 des malades est mort le premier jour après l'opération, dans un état apoplectique.
1 = le deuxième jour, avec des convulsions.
2 = le douzième jour, avec divers symptômes.
1 = le dix-septième, avec hernie du cerveau.

Dans le premier cas, on trouva du sang épanché entre la dure-mère et le crâne; dans le deuxième entre la pie-mère et la dure-mère, avec un léger commencement d'inflammation, bien que l'accident ne datât que de deux jours.

Dans les deux autres, on trouva la tumeur que M. Abernethy appelle hernie du cerveau, et dont il donne une assez bonne description. Ces deux cas seront rapportés plus loin.

M. Abernethy attribue ses insuccès, dans les trois cas précédents, à ce que l'opération fut pratiquée trop tard. Si elle avait été pratiquée dans les premières heures qui suivirent l'accident, au lieu de l'être à la fin du premier jour, peut-être au lieu de plusieurs onces de sang épanché, n'y en aurait-il eu qu'une seule à extraire, et le cerveau aurait-il été moins comprimé. C'est pourquoi il est d'avis, lorsque l'épanchement peut être le résultat de la lésion d'un gros vaisseau, principalement de l'artère spliéno-épineuse, qu'il faut trépaner tout de suite; ce qui est tout-à-fait conforme à ce que j'ai voulu établir moi-même.

Mais lorsque l'épanchement est peu considérable, il veut qu'on attende. Cet épanchement, dit-il, pourra être resorbé souvent sans avoir déterminé aucun accident. Ceci est loin d'être démontré. Là-dessus je suis plutôt de l'avis de M. Gerard. Comme lui je ne partage pas la confiance que semblent avoir certains auteurs dans la résorption du sang épanché, sur-tout quand l'épanchement est assez considérable pour comprimer le cerveau : dès que ce sang est hors des voies de la circulation, il se coagule. Pour être résorbé, il faut qu'il se dissolve; mais avant d'être passé à cet état, il excite l'inflammation et cause la mort, ainsi que l'expérience le prouve tous les jours. Je ne nie pas cependant que cette absorption puisse avoir lieu dans quelques cas rares; mais je ne connais aucun fait positif qui la mette hors de doute, tandis que j'ai vu du sang épanché entre le crâne et la dure-mère n'être pas encore resorbé au bout de six semaines, quoi qu'il fût répandu sur une surface assez étendue. Il serait encore à souhaiter qu'on pût distinguer les épanchements situés entre la dure-mère et le crâne d'avec les épanchements entre la dure-mère et la pie-mère. Comme il est très important, suivant Abernethy, de distinguer les grands d'avec les petits épanchements, il en donne les signes suivants. Dans les grands épanchements, la dure-mère étant largement décollée et l'os en partie séparé aussi dans toute cette étendue, font qu'en ruginant le péricrâne extérieurrement, il ne doit pas saigner. Au contraire, si l'épanchement est borné, les veines n'étant pas détruites font que, le péricrâne enlevé, la surface de l'os n'en donne pas moins du sang. 3 fois ce signe a servi à M. Abernethy pour distinguer des forts et graves épanchements. Ce signe est moins certain chez les gens âgés.

Les épanchements entre la dure-mère et le crâne sont les seuls qui soient susceptibles d'être atteints par l'opération. Les autres ne sont point enlevés par elle. Ainsi, dit Abernethy, on a beau inciser la dure-mère, le sang infiltré sous la pie-mère ne s'échappe point. Il ne s'en détache que la partie la plus fluide. Nous avons vu, dans la deuxième partie, ce qu'on doit penser de cette opinion.

Cependant, page 95, Abernethy cite le cas suivant qui lui fut communiqué par M. Davies, chirurgien de Tetbury, un de ses élèves. Une jeune femme reçut un coup sur la tête; elle tomba dans un état apoplectique. Ses pupilles ne peuvent se contracter à une vive lumière; insensibilité de l'odorat, surdité, insensibilité au pincement; pouls petit, intermittent; respiration très faible, peau froide. Il n'existait qu'un gonflement léger du cuir chevelu. M. Davies incise, trouve l'os fracturé et trépane. La dure mère est trouvée saine. Elle est incisée. Il sort du sang. Les accidents disparaissent et le malade guérit. C'est pourquoi Abernethy donne le conseil, lorsqu'on n'a pas trouvé un foyer sous les os, d'inciser la dure-mère. (Pag. 96.)

Pott pensait que le décollement de la dure-mère devait toujours entraîner la mortification de l'os.

Abernethy est d'un avis contraire, excepté lorsque ce décollement est très considérable.

§ 3. *Commotion.*

L'auteur traite ensuite de la commotion et de son traitement.

Le trépan alors n'est aucunement applicable.

Il finit par la comparaison des accidents déterminés par la commotion avec ceux que détermine la compression.

La compression du cerveau détermine l'insensibilité partielle ou générale, suivant le degré de l'épanchement. La pupille est dilatée et immobile, la respiration lente et stertoreuse, le pouls lent; il n'y a pas de vomissement; les jambes sont flasques et résolues comme celles d'un mort. Le malade ne donne aucun signe de sensibilité durant l'opération, mais aussitôt que le sang épanché est enlevé, il reprend ses sens.

Dans la commotion : insensibilité de courte durée, et pendant qu'elle dure, froideur des extrémités, pouls faible et intermittent; la peau est plus chaude que de coutume; ensuite le pouls et la respiration deviennent plus fréquents. Souvent le pouls est intermittent, mais jamais la respiration n'est stertoreuse; la pupille est contractée et non dilatée; la contenance du malade exprime le malaise; il y a souvent des vomissements, et l'état du malade est celui d'une personne plongée dans un sommeil pénible. On voit que ces deux accidents des plaies de tête sont seuls assez nettement conçus par Abernethy, mais qu'il y a encore une grande confusion dans son esprit pour tout ce qui concerne les indications du trépan ; en sorte que cet auteur tient en quelque sorte le milieu entre Pott et Dease.

Son résumé est que : sur sept cas dans lesquels le trépan fut employé, il réussit deux fois, et que sur onze autres cas, suite de fractures ou d'inflammation du cerveau, dans lesquels un partisan outré du trépan, Pott par exemple, aurait pu, suivant lui, l'employer et dans lesquels il ne le fut pas, trois malades moururent, et huit *guérirent.*

Section 4. *Doctrine de J. Bell, Hennen, A. Cooper.*

Si Abernethy s'est rangé parmi les antagonistes de Pott, on voit au moins qu'il en donne quelques raisons assez valables, et que certaines observations ont pu l'y autoriser; il est loin au reste d'être aussi absolu que Dease, et que le sont J. Bell et M. A. Cooper.

Le premier de ces deux chirurgiens se range du parti des praticiens qui rejettent le trépan, parce que c'est, dit-il, une opération dangereuse.

Il allègue pour motifs (pag. 430) que rarement il a été obligé d'inciser les plaies de tête, de trépaner ses malades, d'ouvrir les méninges, et d'enlever des esquilles, etc., etc.

Mais on voit qu'il confond ensemble (pag. 438) les signes de la commotion, ceux de la compression, et de l'inflammation, sans assigner à chacun d'eux séparément la part qu'ils ont dans la lésion du crâne.

Ces signes, dit-il pag. 439, indiquent presque toujours une collection purulente à la surface du cerveau : dans ce dernier cas il faut trépaner. La circonstance est heureusement choisie comme on voit!

Ne doit-on pas, ajoute-t-il pag. 444, éviter de nouvelles ouvertures au crâne, lorsqu'il en existe déjà une ou plusieurs, produites par l'accident. En général, les grandes ouvertures du crâne ont de graves inconvénients; et il blâme ensuite vivement Chadborn qui trépana 27 fois Philippe comte de Nassau.

Il revient plus loin (pag. 431) sur la compression qui, dit-il, cause des symptômes analogues à ceux de la commotion.

La première seule (p. 452) exige le trépan, sur-tout si elle est causée par du sang, des esquilles, du pus.

Il admet encore qu'il faut trépaner pour une blessure de la méninge (pag. 454); mais, rien dans son livre, pas même ce qu'il dit des dangers du contact de l'air, n'est de nature à faire la moindre impression sur un esprit non prévenu contre le trépan.

A. Cooper, le plus ardent antagoniste du trépan, ne me paraît non plus se fonder sur aucune raison ni sur aucun fait concluant. Il ne veut pas qu'on excise le cuir chevelu sans nécessité. Si la fracture est compliquée et que l'inflammation survienne, la mort s'en suivra, dit-il, nécessairement, qu'on trépane ou non. S'il y a plaie avec enfoncement, il veut qu'on relève les fragments et qu'on n'ait recours que rarement au trépan. (S. Cooper, Dict. de chirurg. t.2 p. 498.)

Il prétend avoir rencontré souvent des dépressions de la table externe, l'interne étant inta te et qu'alors le trépan est inutile. (Ibid.)

Il ajoute (pag. 504) que si l'on ne trouve pas de sang entre la dure-mère et le crâne, il ne faut pas inciser cette membrane, que ce serait inutile, car il serait possible que le sang fût coagulé et se trouvât sous l'arachnoïde.

En résumé, il n'admet guères le trépan que dans le cas où les évacuans échouent, et où il y a épanchement ou compression.

Hennen réduit aussi les cas qui requièrent le trépan au nombre de deux seulement :

1° Fracture avec portion d'os déprimée ou malade, ou bien avec complication de la présence d'une balle ou d'un corps étranger qui ne peut être enlevé autrement ;

2° Pas de fracture, mais symptômes de compression bien urgents. La difficulté est alors de reconnaître le point comprimé. Il faut recourir aux signes fournis par les auteurs. Et nous avons vu que les auteurs de sa nation ont généralement mal spécifié ces signes.

Sur huit observations rapportées par Hennen, avec fractures du crâne faites par des coups de feu,

3 fois le trépan fut appliqué, 1 mort.

2 fois la fracture fut traitée sans trépan mais avec enlévement d'esquilles, 1 mort.

1 fois une balle fut extraite, et l'os, quoique déprimé, fut abandonné sans opération, guéri.

2 malades traités sans trépan, sans enlévement d'esquilles, guéris.

Ainsi, sur ces 8 cas, 5 guéris; et parmi les trépanés, 2 guérisons.

Dans un cas, le trépan fut appliqué pour un épanchement de sang sans fracture. Contusion au côté droit de la tête (guéri).

2° Fracture avec abcès. Trépan appliqué le 29e jour après l'accident; plaie cicatrisée, fistule donnant du pus; le stylet peut être introduit dans le cerveau. Mort, le 68e jour de la blessure, 39e de l'opération : épaississement de la dure-mère; peu d'inflammation de la pie-mère; fongus cérébral 34 jours après l'opération.

3e Trépan. Fracture du pariétal gauche, avec

dépression. Trépan le 10e jour après l'accident. Le malade avait une difficulté de parler. Il guérit parfaitement.

Dans trois des autres cas, la balle avait pénétré dans le cerveau. Chez deux la balle put être extraite.

Un troisième succomba. Le malade avait d'abord été guéri parfaitement. Ce ne fut que quelques semaines après, qu'il fut pris d'une inflammation du cerveau qui amena la mort. La balle fut trouvée dans le corps calleux.

CHAPITRE II.

États-Unis.

« Les occasions de recueillir des observations
« de chirurgie traumatique sont rares aux États-
« Unis; c'est pourquoi il serait à désirer qu'on
« ne laissât échapper aucun cas digne d'intérêt,
« non-seulement pour nous rendre à cet égard
« indépendants de l'expérience des étrangers,
« mais pour constater si dans nos climats ces
« plaies donnent lieu aux mêmes observations
« qu'en Europe. (*American Journal of med.*
« *sciences*; Philadelphie, août 1833.) »

Ces réflexions mises en tête d'une observation de fracture du crâne, traitée par l'enlèvement de trois fragments d'os, sont de M. Paul *Eve*, médecin et professeur de chirurgie au collège médical de l'État de Géorgie. Nous voyons d'après cela que la question du trépan n'a guère pu être éclairée par nos confrères des États-Unis; d'autant que l'Amérique n'a commencé à compter dans le monde scientifique, comme dans le monde politique, qu'à l'époque où le trépan tombait en défaveur, par suite des travaux de Desault et de Bichat.

En effet, excepté le fait rapporté par M. Paul Eve, et six autres faits rapportés par M. le docteur Norris, chirurgien interne de l'hôpital de Pensylvanie, nous ne trouvons presque rien sur le trépan dans les écrits publiés sur notre profession aux États-Unis.

Dans l'observation de M. Eve, il s'agit d'une fracture du crâne, avec dépression des fragments et accidents de compression: on n'eut pas besoin de pratiquer le trépan, car on put extraire avec une pince les fragments (ce qui équivaut au trépan). La dure-mère fut mise à nu; mais le malade guérit.

Les six observations de M. Norris sont rapportées avec un soin et une exactitude que nous n'avons malheureusement pas souvent trouvées dans les observations relatives au trépan.

Dans deux cas de compression par épanchement sanguin, le trépan ne fut pas appliqué. Les malades moururent; et il est évident, d'après la nature des observations, que si le trépan eût été appliqué, il aurait pu être un moyen de guérison.

Dans le cas d'abcès entre la dure-mère et le crâne, le trépan fut appliqué une fois, mais inutilement, c'est-à-dire sans tomber sur le foyer; peut-être que si l'on fut tombé sur le foyer, le trépan eût offert une chance de salut, car il n'y avait pas inflammation générale des méninges. Dans le deuxième cas d'abcès c'était encore un foyer circonscrit; le trépan ne pas fut pas appliqué; le malade mourut, et l'on ne trouva point les méninges enflammées.

Dans le cinquième cas, il s'agit d'une fracture avec enfoncement des fragments, irritation du cerveau, inflammation, mort. Le trépan n'avait pas été appliqué.

Le sixième cas est un des plus beaux faits qui puissent être cités en faveur du trépan. C'est un cas de fracture avec épanchement sanguin, et guérison par le trépan, après des accidents redoutables, convulsions et perte de sentiment.

Assurément, ces observations sont trop peu nombreuses pour qu'on en puisse tirer aucune conclusion finale. Mais, telles qu'elles sont, on peut dire qu'elles sont favorables à l'opération du trépan, qui nous paraît devoir réussir au moins aussi souvent en Amérique qu'ailleurs.

Un professeur, célèbre dans la Transylvanie, vient encore fortifier notre opinion sur ce point.

L'observation qu'on va lire est due au docteur Dudley, qui en a déjà publié cinq analogues. Les succès obtenus par le trépan, pour des accidents survenus à la suite de plaies de tête mal dirigées, tendent à établir, dit l'auteur, deux importants principes de chirurgie : 1° que le cerveau peut être soumis durant un long laps de temps à une forte irritation mécanique, sans désorganisation très grave ; 2° que l'usage du trépan dans ces circonstances peut rendre à l'organe ses conditions normales primitives.

Observation. M... reçut au mois de mars 1832, un coup de feu à la tête ; le lendemain, le médecin qui l'examina, retira de la plaie une foule de petites esquilles osseuses, et une petite portion de la substance cérébrale s'échappa par une plaie faite à la dure-mère. Puis le malade fut pansé, et au bout de deux mois il était bien rétabli. Toutes fois, suivant son récit, un petit écoulement continuait à se faire jour par la plaie ; et au bout de quelques mois, il survint des convulsions épileptiques, avec un dérangement considérable de la santé générale. A l'examen on découvrit que la matière de l'écoulement provenait de la surface du cerveau, et que le crâne semblait affecté. Ce fut alors qu'il se rendit à Lexington pour recevoir les soins du professeur Dudley.

L'aspect général du malade était celui d'un individu qui a gravement souffert du dérangement des fonction cérébrales et digestives. Une cicatrice de deux pouces et demi de longueur sur la partie centrale et postérieure du pariétal droit indiquait le siége de la blessure. Sur deux points de cette cicatrice on découvrait deux petits orifices sinueux par lesquels s'écoulait un pus de mauvaise nature. Une sonde introduite alla toucher l'os malade.

La tréphine fut appliquée dans la direction de la fracture originelle, et sur un côté seulement. Une couronne d'os ayant été enlevée, on découvrit des portions isolées placées sous la dure-mère, dans une cavité de quelque étendue occasionée par l'absorption du cerveau. Trois de ces esquilles, approchant du volume de l'ongle du pouce ou des autres doigts, furent extraites, en même temps qu'une excroissance morbide développée sur la surface de la dure-mère blessée. Des pansements simples furent appliqués; et au bout d'une semaine le malade était débarrassé de toute gêne, soit dans les fonctions intellectuelles, soit dans les fonctions nutritives. (Transylvania J[al]. of the med. sc.)

CHAPITRE III.

Allemagne.

La question de l'utilité ou de l'inutilité du trépan, bien que débattue en Allemagne par un plus grand nombre d'auteurs qu'en Angleterre, n'y établi pas d'abord, cependant, une différence tranché entre les chirurgiens. Richter, qui s'est rangé du côté de Dease, alla beaucoup moins loin que celui-ci dans ses reproches, et son Traité des plaies, presque entièrement dogmatique, ne renferme aucun argument capable d'ébranler les préceptes de Pott. Mais un homme qui prépara les esprits à recevoir avec faveur les idées de Desault est Schmucker. Une pratique nouvelle, en effet, parut surgir de la pratique du célèbre auteur prussien.

Section Ire. Doctrine de Schmucker.

Le premier volume des observations de chirurgie de Schmucker, renferme cinquante observations de plaies de la tête; les grandes difficultés que présentent si souvent le diagnostic, et la cure de ces blessures, avaient déterminé depuis longtemps l'auteur à leur donner une attention particulière. Il eut une occasion bien favorable de remplir son désir au siége de Schweidnitz, où il ne fut pas tout-à-coup surchargé de blessés, et où il put par conséquent donner un soin et une attention particulière à chaque malade. Il établit un hôpital seulement pour les blessés à la tête, et c'est là qu'il a fait les observations contenues dans ce volume.

Les douze premières observations sont à peu près de la même espèce; elles ne présentent que des cas, où la plaie paraissait peu de chose, où l'os était à découvert, mais sans lésion, ou seulement avec une légere fissure, et où les malades se sont bien trouvés pendant les premiers moments ; mais au bout de quelques jours, quelquefois seulement le dixième après la blessure, il survint des *douleurs de tête*, des *vertiges*, de la *faiblesse*, de la *fièvre*, de la *diarrhée*. La plaie extérieure devint sèche, etc. On trépana, et on trouva ordinairement une *lésion intérieure de peu de conséquence, ou aucune lésion.* Malgré tous les secours, on vit périr des malades qui paraissaient dès le premier instant hors de tout danger. On trouva généralement, à l'ouverture des cadavres, du pus, ou une matière gélatineuse, blanchâtre, entre la pie-mère et l'arachnoïde, et souvent on n'aperçut pas le plus léger désordre dans le cerveau.

Une issue aussi malheureuse dans des lésions d'aussi peu de conséquence, malgré tous les soins possibles, convainquit l'auteur de l'insuffisance des moyens employés jusqu'à ce moment. Il conçut alors une conduite différente qui, à l'entendre, eut dans la suite le succès le plus complet. L'arachnoïde, pourvue d'un grand nombre de vaisseaux lymphatiques, lui parut être le principal siége du mal. Il crut que la commotion, la contusion produisaient peu à peu une accumulation, un engorgement de la lymphe qui s'altérait par son séjour, et le défaut de résorption. Pour éviter et résoudre cette accumulation et cet engorgement de la lymphe, il lui parut nécessaire de trouver un moyen qui pût faire contracter et fortifier ces vaisseaux, et il n'en vit pas de plus convenable que l'eau froide.

On remarque ici le même défaut d'appréciation que dans l'ouvrage de Dease. Les malades trépanés par Schmucker, n'auraient pas dû l'être, au moins pour la plupart; ils avaient une méningite, et le trépan ne peut être qu'une faible ressource contre la méningite; si tant est qu'il ne soit pas nuisible alors. L'auteur le rejette parce qu'il l'a mal appliqué, et voilà tout. Ensuite les sujets de ses obs. 13, 14, 15 qui guérirent sans trépan, avaient des plaies avec perte de substance plus ou moins considérable. Celui de l'obs. 26, qu'un boulet avait frappé, eut une portion du pariétal, large comme quatre couronnes de trépan, d'enlevée. Ils étaient donc en partie dans les conditions de ceux qu'on a trépanés. Ses obs. 17 et 31, enfin, où trois ou quatre trépans furent appliqués, sont des preuves à l'appui des bienfaits de l'opération.

Du reste, les préventions de Schmucker ne paraissent pas avoir prédominé dans les pays du Nord, et l'opération du trépan a toujours conservé un grand nombre de partisans dans les divers états de l'Allemagne. Aussi verrons-nous Kern accuser ses concitoyens d'être restés en arrière des autres nations sous ce rapport.

Section 2e. Partisans du trépan.

I. M. *Klein* professe, lui, qu'on doit toujours trépaner (Journal de chirurgie et d'ophthalmologie 2e ann., 2e cah., p. 191) dans le cas où les os sont fracturés, lors même qu'il n'y a pas d'accident. Cependant il a rapporté plusieurs cas dans lesquels les malades ont guéri sans opération; l'un d'eux avait la bosse pariétale enfoncée de près d'un pouce. Dans deux cas de mort, M. Klein regrette de n'avoir pas appliqué le trépan qui aurait sauvé le malade; mais il en fut détourné par un remarquable exemple d'enfoncement qui n'avait été suivi d'aucun accident. Il conclut que, du moment où l'opération est indiquée, il faut trépaner le plus tôt possible, et que les conséquences fâcheuses, qui peuvent survenir dans un cas où l'opération a été différée, doivent retomber sur le médecin.

II. *Eicheimer* (Jour. de Henke pour la médecine légale, 8e année, 9e cah., 41) pense qu'il faut employer le trépan comme moyen prophylactique 1° dans les fractures du crâne, avec enfoncement 2° dans les contusions, avec ou sans fracture, 3° dans les lésions de la table externe par des coups de feu.

III. *Chelius*. Après avoir exposé les raisons pour et contre le trépan, M. Chelius se détermine à en faire usage dans les cas suivants.

1. Dans toutes les fractures du crâne, avec ou sans dépression, et dans les fissures pénétrantes.

2. Dans les blessures par incision, faites avec un sabre non tranchant, qui pénètrent au travers de la lame externe et du diploé, jusqu'à la table interne ou jusqu'à la cavité crânienne elle-même.

3. Dans les plaies pénétrantes faites avec un sabre tranchant, quand la dure-mère est aussi blessée.

4. Dans les plaies pénétrantes par instruments piquants.

5. Dans les plaies par armes à feu qui intéressent les os du crâne et le diploé.

6. Dans le cas de disjonction des sutures.

7. Lorsqu'un corps étranger est resté dans le cerveau, tel, par exemple, qu'une balle, du sang, du pus, etc. — Cependant il n'est pas besoin de trépaner dans ce cas, quand la plaie est assez grande pour permettre d'extraire les corps étrangers, et lorsque ces corps existent si profondément, que le trépan ne saurait leur être d'aucune utilité. Il en est de même pour l'extravasation du sang.

IV. *Zang*. Christophe Boniface Zang, dans son Traité des opérations chirurgicales (Vienne 1818 tom. 2, p. 3.), divise en deux classes les indications et les contre-indications du trépan.

A. *Indications*. 1° Circonstances qui exigent que l'on opère sans délai.

2° Circonstances qui permettent un délai.

A la première classe appartiennent.

1° Les fractures des os du crâne avec ou sans

pression, surtout si la portion d'os déprimée se trouve sur un vaisseau sanguin.

2° Les fentes ou fissures des os du crâne, soit qu'elles se rencontrent où le coup a porté, soit qu'elles en soient éloignées.

3° Les plaies pénétrantes faites avec un sabre peu tranchant (émoussé), qui n'a pas coupé les deux tables en biseau.

4° Les plaies par instrument tranchant, faites avec un sabre mousse, qui ont pénétré à travers la première table et le diploë jusqu'à la table interne.

5° Les plaies faites par un instrument bien acéré, qui ne laissent qu'un écartement presque nul entre leurs lèvres, mais d'une étendue telle que leur fond intéresse la dure-mère.

6° Les Plaies pénétrantes produites par un coup de bâton.

7° Les plaies par armes à feu.

8° La division des sutures par une force extérieure.

9° Les corps étrangers dans la cavité crânienne, même quand il n'existe aucun signe extérieur de leur existence; mais quand on a la certitude qu'une force étrangère a agi antérieurement et directement sur une certaine portion du crâne.

Aux cas qui permettent d'attendre appartiennent toutes les autres lésions et toutes les autres maladies du crâne, où les os ne sont pas fracturés, les esquilles osseuses déprimées, les os percés ou coupés, où enfin la vie ne paraît pas courir un danger imminent, et où cependant, par la marche de la maladie, la trépanation pourrait devenir nécessaire. Les symptômes qui, dans ce cas, indiquent l'opération, se nomment symptômes consécutifs, et sont toujours dus à la compression, l'irritation, l'inflammation ou à la suppuration du cerveau et de ses enveloppes. Ces différens états sont ordinairement causés :

1° Par un épanchement sanguin, purulent ou lymphatique.

2° Par des esquilles de la table interne, qui est fracturée, tandis que l'externe ne l'est pas.

3° Par le décollement de la dure-mère, ou par un changement morbide de cette membrane ;

4° Par un état morbide du diploë.

5° Par la carie.

6° Par une exostose de la table interne.

7° Par une tumeur spongieuse de la dure-mère.

8° Par un état morbide des organes contenus dans le crâne, dont on ne peut bien connaître la nature qu'au moyen du trépan. Cependant, dans ce dernier cas, une simple ponction est souvent suffisante.

Contreindications.—L'opération est contre-indiquée :

1° Toutes les fois que les lèvres de la fracture ont suffisamment écartées, pour que les liquides épanchés puissent facilement s'écouler, pour que l'on puisse relever ou même enlever les esquilles sans effort considérable, et pour que les os fracturés ou brisés n'exercent aucune pression ni irritation à l'égard du cerveau ou de ses enveloppes.

2° Lorsqu'il y a fracture avec ou sans dépression, ou quand la dernière existe sans la première chez les enfants, où un grand nombre d'observations prouvent qu'en général ces accidents guérissent par les seuls efforts de la nature. — Cependant si l'accident avait eu lieu sur un sinus, il faudrait trépaner sans délai.

3° Lorsqu'il existe un écartement des sutures suffisant pour permettre aux liquides épanchés de s'écouler.

4° Dans les plaies pénétrantes faites avec un sabre bien tranchant, qui n'intéressent pas la table interne, sans qu'il existe d'épanchement.

5° Dans les plaies, qui ont intéressé la table interne, mais qui ne sont accompagnées d'aucun signe d'épanchement ni de fracture.

6° Dans le cas d'épanchement quelconque chez les enfants, quand les symptômes n'annoncent point que le cerveau est compromis.

D'après le rapprochement des indications du trépan avec les contre-indications, il est évident que Zang est partisan du trépan.

V. Le professeur *Beck*, de Fribourg, est partisan

du trépan, et rapporte plusieurs cas dans lesquels cette opération fut suivie de succès, et d'autres dans lesquels les malades succombèrent parce que le trépan n'avait point été appliqué.

VI. *M. Behr* de Fulda considère le trépan comme étant sans danger aucun, comme opération, et comme pouvant être dans quelques cas d'une extrême utilité. Il cite trois cas dans lesquels le trépan lui réussit parfaitement. (Répertoire de Kleinert.)

VII. *Steigmann*. Dans un essai sur les indications de la *trépanation*, le docteur Steigmann rapporte l'observation de huit malades, dont quatre trépanés avec succès, deux guéris sans trépan, un mort, bien qu'il n'eût pas été trépané. Le huitième blessé fut trépané et mourut, mais sept semaines après l'opération.

VIII. *Kleinert*. Quant à M. Kleinert lui-même, il se range à l'opinion de Louvrier, Mursinna et Zang, et diffère ainsi d'Astley-Cooper. Il cite le cas d'un homme de 25 ans qui fut traité pendant les dix premiers jours qui suivirent une plaie des parois du crâne, suivant les idées de Schmucker; le 11e jour seulement, il est appelé et trépane. Une grande quantité de pus sort du crâne, et le malade se trouva rétabli au bout de six semaines. (Répertoire général de Kleinert, année 1828, n° 1, p. 155, sur les plaies de tête.)

Sect. 3. — *Antagonistes du trépan.*

I. *Græfe.* A propos d'un jeune garçon de 9 ans, sur lequel la chute d'une longue poutre détermina une fracture au sinciput, et qui guérit parfaitement sans trépan, bien qu'il eût des accidens de commotion, M. Græfe dit que dans beaucoup de cas semblables, il pense qu'on aurait pu sauver le malade sans trépaner ; que le trépan détermine une blessure du crâne grave par elle-même, et augmente l'irritation traumatique qui existe déjà. Cependant il ne paraît pas rejeter entièrement cette opération. (Jal de chir., etc., 9e vol., 2 cahier, p. 263.)

II. M. *Lowenhardt* rapporte des cas de plaies de tête guéries sans trépan, et pense que cette opération n'est pas sans danger par elle-même. (N° 1, p. 9, 2, année 1829, répert. de Klein.)

III. M. *Speyer* de Bamberg ne veut pas qu'on se hâte de trépaner, et préfère attendre les symptômes consécutifs. (Répert. de Klein.)

IV. M. *Schneider* de Fulda rapporte, dans ce même répertoire de Kleinert, neuf cas de guérison de plaies de tête sans trépan. Les neuf blessés avaient fait des chutes d'une grande hauteur. Schneider cite trois cas dans lesquels le trépan était indiqué, et ne fut pas employé. Les malades moururent ; mais l'auteur étant opposé à l'emploi du trépan, ajoute qu'ils n'en seraient pas moins morts, lors même qu'ils auraient été trépanés.

V. M. *Gadermann* est aussi contre le trépan. (Journal de chirurgie de Græfe de Walter, 19e volume, 4e cahier.) Il cite plusieurs cas de fractures du crâne guéries sans trépan.

VI. M. *Jæger* et le chevalier de Kern disent que les chirurgiens allemands sont encore dans l'enfance de l'art touchant l'opération du trépan.

VII. Le chevalier de *Kern* surtout, (Traité des plaies de tête et de la perforation du crâne ou trépanation. Vienne, 1829, et Répertoire critique, t. XXIV, p. 191.), est très contraire à l'opération du trépan. Il n'en admet l'emploi que dans les cas d'épanchements sanguins très considérables, faciles à reconnaître. Plutôt que de risquer une ou deux applications inutiles, il aime mieux abandonner l'épanchement *à la puissance d'absorption*. Il ne croit point aux hémorrhagies provenant des vaisseaux du diploë, parce que la dure-mère adhère trop au crâne. Il rejette le trépan, même dans les cas de carie, et ne l'admet que pour les cas de fracture avec enfoncement, bien que, dit-il, dans la plupart des cas, les malades succombent. A l'entendre, sur vingt cas de personnes trépanées, dix-neuf l'avaient été inutilement.

Il est aisé de voir, par ces fragments, que l'Allemagne compte dans le siècle actuel un grand nombre de partisans du trépan, et que les détracteurs de cette opération ne se fondent là, comme en Angleterre et en France, que sur d'assez faibles raisons et des faits peu concluants. Si on objectait que parmi eux se trouve une des célébrités de ce pays, le chevalier de Kern, et que ce chirurgien, écrivant en 1829, a pu ramener ses compatriotes à d'autres sentiments, je répondrais que, dans un écrit plus fortement raisonné que celui du chirurgien de Vienne, et fondé sur un nombre considérable de faits, M. Schindler de Greiffenberg vient de plaider la cause du trépan avec plus de chaleur encore que Klein. Le résumé de son important travail confirme trop pleinement les principes que je cherche à établir dans le mien, pour que je ne le consigne pas ici (Annal. de Heidelberg, 1832, novembre,) sous forme d'aphorismes.

SECTION IV.

M. Schindler.

Comme dans le cas de fracture ou fissure des os du crâne, la vie du blessé dépend du recours en temps convenable à la trépanation, je pose pour principe, dit l'auteur avec Zang, fondé sur une expérience de plusieurs centaines d'observations, que, quelle que soit la forme des lésions des os du crâne, quel que soit l'instrument au moyen duquel elles ont été faites, on doit sans aucun retard découvrir la partie lésée afin de s'assurer de la nature de la lésion. Ce principe est de la plus haute importance, quand la blessure résulte de l'action d'un corps qui a agi par écrasement, etc. On ne peut certainement, en pareil cas, prendre en considération la douleur de courte durée que cause la division des tégumens crâniens, quand on pense que, dans le plus grand nombre des cas, le seul moyen de salut consiste dans l'emploi opportun du trépan (note p. 4 et 5, *Zang*).

Dans l'écrasement des os et du diploë, les ennemis de la trépanation *immédiate* admettent eux-mêmes qu'on doit la pratiquer sans retard. Si la fracture du crâne est avec dépression, les opinions des chirurgiens sont plus partagées. On peut sur ce point les diviser en trois groupes: les premiers ne veulent pas que l'on trépane avant d'être convaincu que les moyens thérapeutiques ordinaires sont insuffisans; de ce nombre sont Desault, J. Bell, S. Cooper, Richter. Parmi les seconds on range Celse, Benjamin, Charles Bell, Hennen, Abernethy, Richerand, Larrey, Himly, Langenbeck, Dzondi et Græfe qui ne pratique l'opération que lorsque ce genre de fracture s'accompagne de *symptômes cérébraux*. Le troisième groupe comprend Petit, Heister, Pott, Louvrier, Mursinna, Zang, Chelius, Klein, Eichiemer, Rust, V. Walther. Ceux-ci voient jusque dans la dépression l'indication du trépan, et recommandent de trépaner toutes les fois qu'elle a lieu. Astley Cooper lui-même, cet ardent ennemi de la trépanation, admet qu'il faut relever les os fracturés immédiatement. Autrement l'inflammation des enveloppes cerébrales survient, et alors tous les secours deviennent inutiles.

Indications. En résumé, le docteur Schindler pense, qu'il y ait ou non des symptômes de lésion cérébrale, qu'on doit trépaner dans les cas suivans:

1° Les fissures du crâne qui ne permettent qu'un écoulement incomplet des liquides épanchés.

2° Tous les cas de plaies pénétrantes faites avec un sabre ou un instrument tranchant dont le fil est émoussé, qu'elles intéressent la table interne ou non.

3° Toutes les plaies d'armes à feu, que le crâne soit fracturé ou simplement dénudé.

4° Les piqures du crâne.

5° Les cas de division des sutures.

6° Tous les cas de dépression considérable des os du crâne.

7° Les cas de fracture du crâne avec dépression légère, dès que les liquides épanchés ne s'écoulent pas facilement.

8° Les fractures avec dépression légère, dans le voisinage des grands sinus de la dure-mère.

9° Les fractures avec ou sans dépression, dans le voisinage du tronc de l'artère méningée moyenne, ou accompagnées de l'écoulement d'une notable quantité de sang artériel.

10° Toutes les fois qu'il existe dans les os ou dans le cerveau des corps étrangers.

11° Toutes les fois que la table externe a été enfoncée dans le diploë par l'action d'un corps mousse.

12° Toutes les fois que, par l'action d'une force considérable sur un point du crâne, il y a eu décollement de la dure-mère, qu'il y ait fracture ou non.

La trépanation peut être différée, au contraire, jusqu'à ce que des symtômes de lésion cérébrale se manifestent :

1° Toutes les fois que les bords des os fracturés sont suffisamment écartés pour permettre aux liquides un écoulement facile, et à la sonde de reconnaître l'absence d'esquilles osseuses.

2° Dans le cas de fractures du crâne, avec ou sans dépression chez les enfans.

3° Dans le cas de dépression peu considérable, lorsque les liquides épanchés peuvent s'écouler facilement, excepté dans les circonstances indiquées plus haut.

4° Dans les cas de séparation des sutures, avec écoulement libre des fluides.

5° Dans les cas de plaies faites par un instrument tranchant bien acéré, qui ne pénètrent pas jusqu'à l'intérieur du crâne.

6° Toutes les fois qu'une plaie par arme à feu n'aura causé qu'un gonflement considérable du cuir chevelu, sans séparation *du périoste* ou péricrâne.

7° Toutes les fois que le point sur lequel la force d'impulsion a agi, ne présente point de fracture évidente.

8° Le chirurgien peut attendre les symptômes consécutifs chez un jeune sujet, dans les cas d'épanchement sanguin ou séreux, qui n'annoncent point un danger imminent, et lorsque aucun os n'est fracturé et ne détermine suffisamment le siége de la lésion.

Contre-indications. La trépanation est inutile

1° Quand on peut enlever les esquilles et les corps étrangers qu'offre la fracture.

2° Quand les désordres sont tels que les secours de l'art deviennent évidemment inutiles.

3° Dans les fractures qui s'étendent jusqu'à la base du crâne.

4° Dans les cas d'aposkeparnismos.

5° Dans les cas de commotion cérébrale, sans lésion du crâne et sans épanchement.

6° Dans le cas d'épanchement parenchymateux, ventriculaire, ou de la base du crâne.

7° Dans les cas de sécrétion morbide interne qui a considérablement endommagé le cerveau, et où l'état normal ne serait point rappelé par la soustraction du liquide.

8° Dans les cas de corps étrangers que le trépan ne peut enlever.

9° Dans le cas d'inflammation consécutive à une commotion cérébrale.

10° Dans l'inflammation avec exudation de la pie-mère.

11° Dans la suppuration considérable du cerveau.

12° Dans l'hydrocéphale.

CHAPITRE IV.

France.

La solennité des discussions de l'Académie de chirurgie sur l'opportunité ou l'inopportunité du trépan dans les plaies de tête, peut être considérée comme la cause de l'extrême importance accordée à cette question depuis. La solution qui fut donnée de la question du trépan par Quesnay, frappa vivement les esprits, et, comme nous l'avons vu, se trouva bientôt confirmée par les observations remarquables de Pott. On voit l'état de la science résultant du mouvement imprimé alors aux esprits dans une fort bonne thèse soutenue à Toulouse en 1769 par Frizac, sous la présidence de Vaissière. A cette doctrine, cependant, a succédé parmi nous, plus encore peut-être qu'en Angleterre et en Allemagne, une doctrine presque entièrement opposée, du moins dans les termes, et cette doctrine nouvelle appartient surtout à Desault, qui devint ainsi l'antagoniste de Sabatier et de toute l'Académie de chirurgie. Les travaux de cette école néanmoins, vont nous prouver, si je ne me trompe, que l'autorité d'un nom justement célèbre a eu, pour le moins, autant de part que celle des faits, dans un semblable changement d'opinion.

SECTION PREMIÈRE.

Desault.

Les leçons de Desault sur le trépan, et le mémoire sur les plaies de tête dans lequel Bichat les reproduisit, forment, sans contredit, une des plus notables époques dans l'histoire de l'opération du trépan. C'est à partir de là que commence la déconsidération où est tombée cette opération. Nous savons que, dans les cinq dernières années de sa pratique, Desault ne trépana pas un seul des malades traités à l'Hôtel-Dieu pour des plaies de tête, et qu'il crut avoir à s'en applaudir. Sûrement cette pratique dut être inspirée à Desault par les exagérations que les enseignemens de l'Académie de chirurgie en France, et les conseils de Pott en Angleterre, auraient pu introduire dans l'usage du trépan. Mais pour juger les avantages et les désavantages de cette opération, il est probable que Desault s'en tenait à des résultats confiés à sa mémoire. C'est encore par un effort de mémoire que Bichat nous à transmis les préceptes de Desault. De là vient le vague qui règne dans tout son livre. S'agit-il de combattre par le raisonnement quelques assertions hasardeuses des auteurs, Bichat ne laisse rien à désirer; mais faut-il établir par des faits quelques indications positives, alors son habileté est en défaut.

Ainsi, tout en reconnaissant que, dans certains cas de fracture avec enfoncement des os, et dans certains cas d'épanchement, il serait utile d'employer le trépan (voy. pag. 56 et 93), Bichat s'eforce d'établir que, dans l'immense majorité des cas, il est impossible de reconnaître la fracture ou l'épanchement, ou bien, que, les accidens étant reconnus, les malades guérissent sans opération.

On dirait que sa méthode consiste à tout confondre avec des formes dubitatives, et à soulever de nouveau des questions qui jusque alors passaient pour résolues. Ainsi, veut-il prouver que les signes qui révèlent les épanchemens sont incertains? il ne se contentera pas du cas le plus difficile, celui où il y a tout à la fois commotion ou compression, ou bien du cas où la compression succède à la commotion immédiatement, difficulté reconnue par J. L. Petit et par tout le monde. Il voudra prouver qu'il est même possible de prendre une inflammation du cerveau pour une compression par épanchement. Mais Petit, mais Pott, mais Dease lui-même avaient donné les signes les plus certains de l'inflammation. Jamais cet accident ne se manifeste avant le cinquième ou le sixième jour; toujours il est précédé de frissons, accompagné de délire, etc.

Bichat conviendra d'abord qu'il en est ainsi, mais, tout aussitôt, il ajoutera : « Mais si, comme il arrive quelquefois, les accidens se manifestent plus tôt, si, dès qu'il a été contus, le cerveau s'engorge, alors quel signes distinctifs ? »

Et c'est avec des *si* hypothétiques et exceptionnels, qu'il combat un des faits les mieux établis, la distinction des accidens de la compression d'avec ceux de l'inflammation du cerveau?

La paralysie des membres a été considérée de tout temps comme un signe bien certain de la compression du cerveau. Bichat en fera un symptôme commun de la commotion et de l'inflammation du cerveau (pag. 27), et il déclarera la paralysie *un signe peu certain.*

A plus forte raison rejetera-t-il ce fait si remarquable, si anciennement observé, que la paralysie d'un côté annonce l'épanchement du côté opposé. (*Uno latere paralytico mali tunc originem hœrere intra cranium in illâ parte quæ lateri paralytico opponitur*; fait précieux dans cette circonstance, puisqu'il tend à préciser le lieu de l'épanchement.

Croit-on que, pour combattre ce fait, Bichat citera d'autres faits? Non, il se contentera de s'écrier: « *Combien de fois les ouvertures de cadavres ne jettent-elles pas dans l'incertitude sur ce principe!* » Or ce *combien de fois*, depuis Bichat, c'est à dire depuis que l'anatomie pathologique est tant cultivée, ce *combien de fois*, disons-nous, se réduit à huit faits rapportés par M. Andral. (*Anat. path.*)

Au lieu de semer ainsi le doute, sans s'inquiéter de rien vérifier, il aurait été, certes, plus convenable de fixer à la paralysie, par l'observation, sa valeur anatomique. La science aurait plus gagné à un pareil travail.

Ce que je viens de dire à l'occasion de la paralysie, je pourrais le répéter pour les convulsions, le délire, etc., et les autres symptômes assignés par les auteurs aux différentes lésions du cerveau. Le grand art de Bichat, je le répète, consiste à confondre tous ces symptômes, et à prouver qu'il n'est pas possible de séparer ce qui dépend de l'inflammation, d'avec ce qui dépend de la commotion ou de la compression. Ce scepticisme le conduit naturellement à cette conclusion, que, dans le doute, il vaut mieux s'abstenir : précepte sage relativement, mais qui serait bien fatal à l'avancement des inventions humaines, si, en toutes choses, il était pris à la lettre au delà de quelques instans.

Après avoir rejeté le trépan pour les cas d'épanchement sanguin, Bichat le rejète pour les cas de fracture, (page 30 et suivant.) toujours par le même procédé de raisonnement, et avec la même figure de style, sorte d'accumulation de preuves, qui vise à frapper d'autant plus fort, que l'auteur se montre plus facile à faire des concessions.

« Quel praticien peut dire, à moins que le sang ne s'échappe entre les bords de la division : Je trouverai là un épanchement ; et en supposant même que le sang s'échappe, ne peut-il pas venir d'un rameau du diploé rompu ? etc., etc. »

Comme on le voit, à chaque alinéa même forme. L'auteur semble avoir uniquement pour but de prouver que les autres ont eu tort, et qu'il ne tient pas, quant à lui, à rien établir de positif.

En effet, on peut dire que son livre n'a rien ajouté à la science, ou plutôt qu'il a remplacé une erreur par une autre erreur : l'abus que quelques-uns faisaient du trépan, par la proscription presque complète de cette opération (p. 53-87). Desault et Bichat auraient eu raison peut-être, si Pott et Quesnay seulement avaient existé; mais avant Pott et Desault s'est trouvé J. L. Petit... J. L. Petit qui avait fait de si belles et de si louables études, pour reconnaître, par leurs signes propres, chacun des très redoutables accidens des plaies de tête, commotion, compression et inflammation du cerveau.

Je ne parle pas des observations citées en preuves par l'auteur; elles sont au nombre de deux seulement (p. 31-38), et toutes les deux si brièvement exposées, qu'elles ne peuvent être employées ni pour ni contre le traitement, et ne doivent être considérées que comme de pures assertions. Ce mémoire sur les plaies de tête, dont l'influence a été si grande, est donc entièrement dogmatique, et tout en assertions générales.

La seule conclusion raisonnable que l'on puisse

en tirer, comme de bien d'autres écrits contre le trépan, c'est que cette opération, telle qu'on la pratiquait avant Desault, était une opération souvent inutile; mais il ne renferme pas un seul cas dans lequel on puisse établir que le trépan ait jamais été une opération dangereuse par elle-même.

SECTION II. — *Giraud.*

Un travail d'une tout autre valeur que le livre de Bichat dans la question qui nous occupe, quoiqu'il ait produit assez peu d'impression, est celui que publia Giraud, à peu près à la même époque, sur la pratique de l'Hôtel-Dieu. Ce travail contient 39 observations, dont je vais donner ici un court résumé, en laissant de côté toutefois les sept premières, qui sont relatives à des plaies simples des parties molles, et six autres cas où le trépan fut employé, parce qu'elle ne doivent être consultées que dans l'ouvrage. Ce petit livre, qu'on retrouve dans le tome II de la Société d'émulation, et qui a pour but de montrer les avantages de la pratique de Desault, renferme, au contraire, la plus sanglante critique de cette pratique, si on se borne à l'examen des faits qu'il contient. Nous verrons, par exemple, que, dans une série de 26 malades, il en est mort 18.

1er Fait. Coup de marteau. — Plaie à lambeau, enfoncement d'une petite partie osseuse. — (Guérison le vingt-sixième jour.)

2ᵉ. Coup de bisaigue.—Perte de connaissance pendant un quart-d'heure ; plaie avec dénudation de la région supérieure droite du front, et enfoncement de l'un des côtés de la fracture. (Guérison le cinquante-septième jour.)

3ᵉ. Chute d'un premier étage.—Perte de connaissance. Le malade était froid. Jusqu'au cinquième jour, impossibilité de la parole. Plaie avec enfoncement de la partie inférieure de la région pariétale droite. Solution de continuité s'étendant jusqu'à l'apophyse mastoïde. (Guérison le cinquante-cinquième jour.)

4ᵉ. Chute et coup de pied de cheval.—Perte de connaissance ayant duré toute la nuit.—Plaie de quatre pouces de largeur au côté droit de la tête avec dénudation du pariétal, et fracture avec enfoncement. Mouvemens convulsifs et délire le huitième jour. (Guérison le quatre-vingt-dixième jour.)

5ᵉ. Chute sur le pavé, d'un deuxième étage.—Petite plaie au côté gauche du front. Ecchymose de la paupière gauche. Débridement. Fracture commençant à la partie moyenne et droite du coronal, et se continuant sur l'arcade sourcilière, jusqu'à la base de l'orbite, avec perte de connaissance et délire à plusieurs reprises. (Guérison le cinquante-sixième jour, avec une très petite fistule au dessus de l'arcade orbitaire.)

6ᵉ. Chute d'un quatrième étage sur le pavé. Plaie

au front; écrasement de la voûte orbitaire; plusieurs pièces osseuses avaient déchiré la dure-mère et pénétré dans le cerveau. Mort le troisième jour. — Autopsie. — Arachnoïde enflammée, déchiremens du sinus longitudinal supérieur, phlogose de toute la partie antérieure du cerveau.

8ᵉ. Coup de pied de cheval à la région temporale gauche. — Plaie contuse de trois pouces de longueur; enfoncement de plusieurs pièces de la région écailleuse et pariétale. — Dure-mère déchirée par des esquilles; hernie du cerveau également déchiré. — Extraction de plusieurs pièces osseuses. — Bouche déviée à gauche, perte de la parole, délire furieux. (Mort le lendemain.) — Autopsie. — Fracture à la région coronale s'étendant à la voûte du nez. Région pariétale déprimée, offrant plusieurs fractures. Dure-mère couverte d'un gros caillot, déchirée dans l'étendue d'une pièce de 24 sous. Cerveau percé dans cet endroit par une esquille. Hémisphère gauche aplati et déprimé à l'endroit de la fracture, dans une étendue d'un écu de 6 fr.

9ᵉ. Plaie au front par un coup de bâton. — Plaie avec dénudation sur la bosse pariétale droite, et fracture. (Guérison deux mois après.)

10ᵉ. Chute de dix-huit pieds de haut sur une pierre. — Perte de connaissance pendant trois heures. — Plaie avec dénudation au côté droit. Fracture au pariétal de deux pouces d'étendue. — (Mort le cin quième jour.) — Autopsie.—Légère inflammation du cerveau dans l'étendue de trois pouces de circonférence. La dure-mère à peine détachée au lieu de la fracture.

11e. Moëllon sur la tête. — Perte de connaissance. — Plaie au côté droit de la tête avec contusion du péricrâne seul. Incision le septième jour. Fracture à la partie supérieure du pariétal gauche, péricrâne entièrement détaché. (Mort le onzième jour.) — Autopsie. — Fracture de deux pouces. — Sérosité entre l'os et la dure-mère, séparée de l'os dans une grande étendue. Contusion violente du cerveau, dans le point opposé à la fracture, commencement de suppuration. Léger engorgement du foie.

12e. Chute de quinze pieds de haut. — Épanchement sanguin.—Fracture avec écrasement des deux fragmens à la région frontale, occupant toute la largeur de la tête. (Guérison le soixante-douzième jour. Perte de connaissance jusqu'au cinquième jour.)

13e. Chute sur le pavé de quinze pieds de haut. — Perte de connaissance pendant deux heures. Assoupissement considérable. Épanchement sanguin considérable au côté droit du front. Ecchymose de la paupière. — Le seizième jour abcès. — Enfoncement d'une petite portion d'os. — Extraction de l'esquille le soixante-unième jour. —

Soixante-dix-neuvième jour, deux abcès, exfoliation. — Quatre-vingt-huitième jour extraction d'une pièce osseuse de deux pouces de long sur un de large. — Cent-dixième jour, gonflement à la tempe droite, troisième pièce osseuse extraite. — Cent-onzième jour, troisième abcès ouvert, quatrième esquille qui fut recouverte par les progrès de la cicatrisation. Guérison des deux premières plaies. Sortie de l'hôpital le cent quarante-troisième jour, parce qu'il s'ennuyait.

14ᵉ. Chute d'un premier étage. — Perte de connaissance, pupille dilatée. — Assoupissement, délire le troisième jour. — Deux dépressions, l'une à la bosse pariétale droite, et l'autre à la région pariétale gauche, produites par un épanchement. Troisième jour, large ecchymose à la tempe droite et à l'orbite. (Mort le cinquième jour.) — Autopsie. — Infiltration de sang dans tout le cuir chevelu. Fracture se propageant jusqu'à la région temporale. Épanchement sanguin entre la dure-mère et la pie-mère, dans la substance du cerveau, et à la base du crâne. Fracture dans la suture pariéto-coronale, luxation de la clavicule.

15ᵉ. Chute dans un escalier. — Contusion violente du sommet de la tête. Epanchement sanguin du volume d'un œuf de poule. — Petite plaie. Empâtement considérable de tout le cuir chevelu. Perte de connaissance pendant deux heures; mais bientôt le malade retombe dans son premier état.

Coma, signes bien caractérisés de catalepsie. Abolition de la sensibilité. (Mort le huitième jour.) Autopsie.— Nulle lésion au crâne, aux membranes ni au cerveau.

16ᵉ. Chute du haut d'un arbre sur la terre. — Perte de connaissance pendant vingt-quatre heures. Aucune lésion appréciable. (Mort le huitième jour). — Autopsie. — Séparation des tégumens de la bosse pariétale d'environ un pouce. Fracture transversale d'environ deux pouces. Dure-mère contuse et enflammée dans ce point. Dépôt sanguin dans le centre de l'hémisphère du cerveau. Léger engorgement du foie.

17ᵉ. Chute dans un escalier.—Perte de connaissance, assoupissement profond, qui dura 4 heures. — Tête et membres couverts de contusions, empâtement sur le front, incision. — Rien à l'os. — Septième jour, incision du second point empâté, fracture de la partie supérieure de la région occipitale. (Mort 3 heures après.)— Autopsie. — Fracture de trois pouces en travers de la partie supérieure de l'occipital. Dure-mère enflammée. Cerveau contus. Épanchement sanguin dans le centre du cerveau, remplissant en partie les ventricules latéraux.

18ᵉ. Coup de poing sur l'oreille gauche. Perte de connaissance, affaissement considérable, accidens primitifs peu intenses, un peu de sang par l'oreille. — Au bout de dix-huit jours, reprise des travaux pendant un mois. — Le trente-troisième jour, douleurs de tête, assoupissement, rétraction permanente des membres; cessation des accidens au bout de cinq jours; reprise au bout de cinq mois, et mort le douzième jour. — Autopsie. — Dure-mère recouvrant le milieu de la base du crâne, phlogosée et détachée dans quelques points. — Sérosité au commencement du canal vertébral, entre le cervelet et la dure-mère. — Sanie purulente entre cette dernière et l'occipital. —Fracture transversale au côté gauche de l'occipital et à la base du rocher. — Sanie pénétrant à travers cette fente, et formant un petit foyer circonscrit à l'extérieur du crâne.

21. Chute du haut d'un escalier de deux étages. — Perte de connaissance. — Plaie légère au temporal droit. — Sang coulant de l'oreille droite. — Fracture étendue, extraction de plusieurs pièces osseuses.—OEil droit ecchymosé le deuxième jour. —Commissure droite des lèvres un peu élevée. — Flexion des membres. — Assoupissement intermittent. — Paralysie de la paupière gauche, dilatation de la pupille (mort le dixième jour). — Autopsie. — Fracture de la partie inférieure de la région mastoïdienne jusqu'à la gouttière basilaire.

22. Chute d'un troisième étagé sur la terre. — Perte de connaissance, affaissement profond,

flexion des membres abdominaux. Sang par les oreilles et le nez. Paupières profondément ecchymosées, pupilles fortement dilatées et insensibles à la lumière, plusieurs contusions paraissant bornées aux tégumens. Sorti de l'hôpital le quarantième jour, n'offrant qu'une légère confusion dans la vue des objets. Rentré pour la troisième fois à l'hôpital pour d'autres accidens; il finit par succomber, ayant offert des accidens cérébraux très intenses (un an après la première chute). — Autopsie. Sommet de la tête un peu aplati. Substance cérébrale un peu molle. Ventricules distendus par une matière blanche, puriforme, délayée dans de la sérosité; cinq à six cuillerées d'une matière plus épaisse à la base du crâne, dans le commencement du canal vertébral. Sur la voûte orbitaire droite, fracture transversale, avec perte de substance, établissant une communication immédiate de la base du crâne avec les cellules ethmoïdales et la cavité orbitaire.

Sur la voûte orbitaire du même côté, plus aplatie que l'opposée, deuxième fracture transversale; elle se terminait sur la face orbitaire du maxillaire, et communiquait par plusieurs pertuis avec les sinus maxillaires.

Fracture transversale à la voûte orbitaire gauche, et communication avec la fracture opposée et les cellules ethmoïdales postérieures.

Division de l'apophyse sphénoïdale gauche à sa base par une fracture transversale. Enfin, à l'intérieur du zygoma, rainure transversale, se terminant dans la partie la plus mince du temporal.

23. Coup de règle sur le front. — Plaie avec dénudation et fracture. Mort le troisième jour. (Autopsie.) Fracture d'environ trois pouces, divisant la région frontale, dure-mère séparée dans une grande étendue, 2 onces de sang entre cette membrane et le crâne.

24. Coup de bêche sur le sommet de la tête. — Plaie et fracture. Trépan le sixième jour. Mort le septième. Autopsie. — Dure-mère légèrement enflammée dans le lieu de la fracture. Deux onces de sang entre cette membrane et l'arachnoïde. Cerveau légèrement gorgé de sang.

24. Chute du haut d'un escalier. — Perte de connaissance ayant duré toute la nuit. — Assoupissement et agitation alternatives. Paralysie de la vessie, contusion légère en apparence à la partie supérieure du front. Délire le quatrième jour. Mort le cinquième. — Autopsie. Fracture dans la partie la plus mince de la région temporale gauche. Premier épanchement sanguin entre le crâne et la dure-mère, un second entre celle-ci et l'arachnoïde. Cerveau un peu enflammé dans le lieu de la contusion.

25. Chute dans un escalier, perte de connais-

sance. Contusion au crâne. — Septième jour, délire. Mort le huitième. Autopsie. — Large épanchement à la surface du lobe gauche du cerveau.

26. Chute d'un deuxième étage. Aucune lésion extérieure; quelques jours après, hémiplégie du côté gauche. Mort le neuvième jour. — Autopsie. Épanchement considérable de sang coagulé dans le centre de l'hémisphère droit; il remplissait également les ventricules latéraux. La cloison transparente était détruite.

27. Chute de quinze pieds de haut sur le pavé. Perte de connaissance, plusieurs petites plaies paraissant bornées aux tégumens. Six heures après, paralysie du côté droit. Mort le troisième jour. — Autopsie. — Épanchement sanguin dans le centre de l'hémisphère gauche. Épanchement plus considérable encore dans le lobe droit.

28. Un homme, apporté sans connaissance, n'offre aucune lésion extérieure. Mort le cinquième jour. — Autopsie. — Légère contusion des tégumens du crâne à la partie postérieure de la tête; esquilles détachées de l'os. Fracture transversale de deux pouces, à la partie supérieure de l'occiput. Trois onces de sang, épanché sur la dure-mère. — Second épanchement entre la pie-mère et le cerveau : tout le lobe supérieur était gorgé de sang.

Au total sur trente cas de fractures du crâne avec différentes complications que renferme l'ouvrage de Giraud, on voit que le trépan ne fut appliqué que six fois. Il n'y eut, il est vrai, sur ce nombre, qu'une seule guérison; mais, ainsi que nous l'avons déjà dit, il est à remarquer que dans les vingt-cinq cas où le trépan ne fut pas appliqué, dix-huit fois les malades succombèrent.

Si nous considérons en outre que les malades opérés étaient précisément les plus gravement affectés, tandis que plusieurs des cas où l'opération ne fut pas appliquée n'étaient accompagnées d'aucun accident, nous pourrons conclure que la balance est au moins égale des deux côtés, et que le trépan n'a rien ajouté à la gravité des fractures. Or cette simple remarque suffit pour l'absoudre.

Desault était en outre éloigné du trépan, par l'idée qu'il avait, et qui était déjà répandue du temps de Dionis, que les malades qu'on y soumet à l'hôtel-Dieu de Paris succombent tous; mais M. Dupuytren (*Gazette médic.* 1830, p. 13), qui croit que cette opération est indiquée dans les enfoncemens profonds, dans les épanchemens circonscrits, dans les cas de corps étrangers, pour des balles fixées loin de leur entrée, et qui convient que la trépanation n'est pas dangereuse par elle-même, a prouvé par des faits que son illustre prédécesseur s'était trompé sur ce point. Remarquons aussi que Boyer, M. Roux, M. J. Cloquet, etc., ne sont pas non plus allés aussi loin que Bichat dans cette proscription. Remarquons enfin que M. Larrey, qui a si fréquemment rencontré l'occasion d'apprécier la valeur du trépan, est arrivé à partager en partie l'opinion de Sabatier ou de Quesnay, plutôt que celle de Desault. Si les mémoires de M. Larrey étaient moins connus, je me serais même attaché à en donner une analyse, comme je l'ai fait pour Desault; mais on pourra voir dans le premier volume de sa Clinique (de la page 160 à la page 267) le résumé de ses pensées sur ce point important de doctrine chirurgicale.

SECTION III.

École de Strasbourg.

§ 1. — *M. Gérard.*

Quand des faits pareils à ceux qu'invoque Giraux passent inaperçus, il faut que l'illusion soit à son comble. On ne s'expliquerait pas autrement du reste, le peu de cas qu'on a fait d'un excellent travail publié à Strasbourg en 1802 par M. Gérard, et dans lequel l'auteur réfute avec mesure, mais avec force, les auteurs opposés alors au trépan.

Répondant à Bell, qui prétend que sur des animaux chez lesquels cette opération fut pratiquée sous forme d'expériences, le quart mourut, M. Gérard observe que l'on ne peut conclure que le trépan, chez l'homme, fait périr le quart ou le tiers des blessés.

On trouve dans les annales de la science un nombre infiniment supérieur d'observations, où le trépan a été appliqué sans inconvénient, soit pour guérir des accès d'épilepsie, ou des douleurs de tête invétérées.

M. Gérard remarque que les accidens qui compliquent les plaies de tête, dépendent de la contusion des os, plutôt que de leur fracture, de la mauvaise disposition des sujets, des qualités des lieux, mais jamais de l'introduction de l'air. Lors même que l'introduction de l'air serait considérée comme cause des accidens, cette introduction ayant lieu aussi bien par la plaie résultant de la fracture, que par la plaie du trépan, ne pourrait être objectée à l'opération.

Le séjour des hôpitaux est mal sain aux sujets trépanés; mais le danger dépend moins de l'introduction de l'air dans le cerveau, que de l'influence de différentes causes délétères sur tout le système organiques pendant le long espace de temps qu'exige la cure de ces lésions.

Huit sujets avec de graves blessures des os du crâne, transférés de l'hôpital d'Augsbourg à Strasbourg, se portèrent bien dans le voyage.

De cinq restés à l'hôpital de Strasbourg, quatre moururent. Deux étaient au onzième mois, les autres au huitième de la blessure; le cinquième serait mort aussi, si on ne l'avait fait sortir avant son entière guérison.

Du reste, M. Gérard ne veut pas qu'on trépane lorsqu'il survient des accidens qui indiquent une inflammation des méninges.

Si les accidens se déclarent rapidement avec force, il est trop tard pour trépaner; car ces accidens dépendent, suivant lui, d'une méningite générale à laquelle on ne doit opposer que les moyens généraux.

Si on tombe alors sur un petit foyer, extérieur à la dure-mère, ce petit foyer a pu être primitivement la cause du désordre, mais depuis, c'est la méningite qui est devenue l'accident redoutable.

Le plus ordinairement on ne trouve pas de foyer sur la dure-mère.

La méningite est presque toujours le résultat de la commotion ou de la contusion directe du cerveau.

Dans les sept observations rapportées par l'auteur, on voit que,

Deux fois le trépan fut pratiqué, et qu'il y eut un cas de mort; que deux fois les malades guérirent par la chute d'une portion d'os, avec écoulement de pus au dehors.

Trois fois le trépan ne fut point pratiqué, et les trois malades moururent. L'auteur pense que, dans ces cas, si l'opération eût été mise en usage, les malades auraient pu guérir.

Il s'agit dans tous ces cas de plaies par coups de feu, et les accidens furent toujours déterminés par la présence du pus.

§ 2. — *MM. Passaquay, Marchand, Matter.*

Je m'en tiendrais là pour combattre les antagonistes du trépan, si je n'avais qu'à repousser les argumens ou les faits de quelques autres personnes, ceux de M. Lemaire (thèse fructid. an 11. Paris) par exemple, dont la dissertation, d'ailleurs excellente, ne renferme rien qui ne se retrouve dans le travail de Giraud. Je ne parlerais pas non plus des huit observations de Lacoste (thèse. Paris an 10), qui ne fait guère que répéter les objections de Bichat, etc.; mais comme la faculté de Strasbourg a fourni aussi son contingent à l'appui de cette doctrine, il faut que j'y revienne encore, pour montrer que les preuves ne sont pas plus péremptoires de ce côté qu'à Paris. C'est ainsi que

M. Passaquay (Th. Strasb. 11 janvier 1806), repousse le trépan, et veut que dans les plaies de tête on réunisse sur-le-champ les parties molles, parce que chez un homme qui fut trouvé dans la rue ayant à la région temporo-pariétale une plaie qui pénétrait jusqu'au cerveau dont on distinguait les mouvemens, on réunit, et que le malade fut guéri au bout de douze jours.

M. Marchand (Th. Strasbourg, 5 novembre 1814), rejette le trépan, lui, et le remplace avantageusement, dit-il, par les émissions sanguines et la méthode évacuante. Il rapporte l'observation d'un chasseur, qui avec une fracture comminutive au pariétal droit, perte de connaissance et des accidens réellement fort graves, n'en guérit pas moins sans trépan, mais avec un enfoncement; celle d'un capitaine qui reçut sept coups de sabre sur la tête, dont trois avaient produit la fracture des deux lames de l'os, et qui guérit aussi sans trépan; enfin une troisième, également relative à un capitaine, qui reçut trois coups de sabre pénétrant jusqu'au cerveau, et qui guérit également sans opération. L'auteur n'admet le trépan que 1° lorsqu'il y a compression; 2° pour extraire une balle; 3° pour les corps étrangers et les esquilles; 4° pour donner issue aux liquides épanchés: ce qui en somme est peu différent de ce que Sabatier conseille.

M. Matter (Th. Strasbourg, 13 mai 1829), rapporte cinq observations. On ne trépana qu'une fois, et le malade mourut. La première est celle d'un homme qui reçut un morceau de bois sur la tête.—Enfoncement considérable de la portion supérieure gauche du frontal et du pariétal; symptômes de commotion, vomissement. On crut cet homme ivre, et que l'enfoncement qu'il portait au crâne était congénital. Le lendemain il était presque rétabli. L'enfoncement n'existait plus, et on s'assura que le malade n'était pas ivre la veille. Il sortit guéri un mois après. Dans la deuxième observation, il s'agit d'une chute sur le pavé, qui détermina une plaie avec fracture, et des symptômes de contusion. Le malade guérit sans trépan, (pourquoi l'eût-on appliqué?) Dans la troisième observation, trois coups de bâton furent donnés sur la tête d'un jeune homme; l'os fut mis à nu, mais il n'y avait ni enfoncement ni épanchement. Guérison sans opération. Quatrième observation. Un homme reçoit un coup sur l'os frontal gauche; il perd connaissance d'abord, puis revient à lui. Le huitième jour il se développa des symptômes de contusion et d'inflammation, qui se dissipèrent peu à peu par les moyens appropriés.

Enfin, dans la cinquième observation, il s'agit d'un coup de sabre qui intéressa l'os. Le treizième jour il survint des signes d'inflammation. On trépana le seizième jour, et le dix-septième le malade mourut; à l'autopsie on ne trouva pas de foyer.

Au total, l'auteur rejette le trépan, et pourtant on ne voit rien dans ces faits qui l'autorise à conclure ainsi. C'est toujours le même défaut que dans l'ouvrage de Dease, de Schmucker ou de Bichat.

Un chirurgien imitateur de la même école, n'en a pas moins écrit depuis un volume, tout exprès pour exagérer encore la proscription lancée par Bichat contre l'opération du trépan.

§ 3.

M. Gama.

Nous allons aussi retrouver dans M. Gama le même procédé que Desault, que Bichat et que presque tous les adversaires du trépan ont mis en usage : confondre les cas d'inflammation avec ceux de commotion et de compression, et envelopper le tout dans un blâme général, telle est sa méthode. On peut dire que l'auteur est encore excité contre le trépan par un motif particulier, car il est membre de l'école antiphlogistique, et il s'agit pour lui de détourner, au profit de l'inflammation, tout ce qu'il pourra enlever au trépan.

Mais Dease, Bichat, Petit et cent autres avaient démontré que lorsque les symptômes de l'inflammation ont lieu, c'est le cas le plus défavorable au trépan. M. Gama dira d'abord que la doctrine physiologique était seule capable de faire trouver cette vérité, et qu'elle a été la première à l'annoncer! Mais elle est si peu la première qui ait révélé ce fait, qu'on peut dire que la question était déjà résolue. On était presque d'accord généralement que, dans les accidens de méningite, il ne faut pas trépaner ; et l'on peut ajouter que, ramener la discussion sur ce terrain, c'est rétrograder. Ce qui importait et ce qui importe encore aujourd'hui, c'est d'établir par l'observation si, dans les cas de compression par enfoncement d'un fragment, ou par la présence d'un épanchement sanguin, ou par un abcès circonscrit, le trépan est inutile, et si, dans ces cas, le trépan n'agit pas, non seulement, en faisant cesser les symptômes de paralysie et de compression, mais encore en prévenant cette inflammation si redoutable ; car enfin il s'agit de savoir si un épanchement sanguin considérable, si un abcès qui tend sans cesse à augmenter, si une esquille enfoncée qui déchire et qui irrite, ne sont pas des causes d'inflammation toutes aussi puissantes que l'introduction de l'air.

Introduction de l'air ! Voilà donc, en définitive, le seul inconvénient particulier au trépan considéré en lui-même. Aussi trouvons-nous dans M. Gama cette singulière conclusion.

Dans la plupart des cas de trépan les malades succombent malgré l'évacuation du pus qui peut se trouver sur la surface de la dure-mère. Les auteurs disent en vain que l'on ne doit pas accuser l'opération de ces insuccès. *Pour nous, qui aimons à aller plus loin dans l'étude des choses, nous demandons quel bien elle a pu leur faire, cette opération? Exposer à l'impression de l'air un organe en proie à l'inflammation! Mettre ce même agent en contact avec une surface intérieure, et y provoquer la phlogose!*

Quoi! un malade, à la suite d'une plaie de tête, a du délire, des frissons, de la fièvre; on le trépane, et il meurt quelquefois deux jours, trois jours, une semaine après l'opération; ces symptômes redoutables, ont perdu de leur intensité plutôt que d'augmenter après l'opération, et c'est l'opération qui a causé la perte des blessés! Ce n'est pas la maladie qui est arrivée à sa terminaison uniquement à cause de sa gravité! Mais qui ne sait que la méningite est une affection des plus graves, très capable à elle seule de déterminer la mort, neuf fois au moins sur dix? pas du tout: selon M. Gama, c'est le trépan, et les saignées en seraient venues à bout. Les saignées!

Ici nous croyons devoir rappeler que M. Dease,

qui, à la fin de son excellent ouvrage, conclut quelquefois avec preuves et raison contre le trépan, conclut aussi contre la saignée, qu'il appelle *doubtful*, et cependant M. Dease saignait chirurgicalement, c'est-à-dire plus hardiment que le plus hardi des antiphlogistiqueurs du monde. Dans toutes ses observations, nous voyons la saignée employée cinq ou six fois, et les premières sont toujours de plus d'une livre ! Il est vrai qu'il n'employait pas les sangsues.

Que faut-il conclure de tout ceci ? c'est que la méningite est une affection extrêmement grave, et qu'il n'est pas plus raisonnable d'accuser le trépan que la saignée, de la mort des malades qui succombent à cette affection.

Mais telle est la préoccupation de M. Gama, qu'il ne veut pas même attribuer au trépan les cas de guérison que d'excellens auteurs, des gens sensés pourtant, lui ont attribué ; et savez-vous à quoi il préfère attribuer l'honneur de ces guérisons ?

Écoutez, écoutez !

« Après cette opération (le trépan), les malades ayant paru moins assoupis ou ayant prononcé quelques paroles, il n'en a pas fallu davantage pour assurer des effets merveilleux à l'opération :

Remarquez bien qu'on ne tient jamais compte alors de la saignée locale, qui résulte des larges incisions préliminaires des tégumens auxquelles cependant il est probable qu'est due la diminution momentanée qu'on a observée dans les phéno mènes de la congestion cérébrale.

O puissance de la doctrine physiologique !

Pour en finir, nous dirons que, dans un ouvrage écrit contre le trépan, sur 39 cas, 2 sont relatifs à des sujets trépanés, et, que dans ces deux cas, il existe un exemple de guérison.

CHAPITRE V.

Conclusions générales.

Me sera-t-il permis maintenant de conclure de cet examen général, que rien, dans la science, ne justifie l'abandon où est tombée l'opération du trépan parmi nous; que les faits ne s'élèvent nulle part contre elle, et que des raisonnemens spécieux en ont presque seuls imposé aux esprits sur ce point?

On a raisonné dans cette question, comme on ne le fait que trop souvent dans une foule d'autres. Après avoir appliqué le trépan sans distinction à des malades blessés mortellement, on a conclu que le trépan causait la mort. Voyant, d'un autre côté, que certains sujets, affectés de blessure en apparence très graves, se rétablissaient sans opération, on est arrivé à soutenir que cette opération est au moins inutile. Enfin, négligeant de tenir compte des innombrables coïncidences qui rendent si difficiles l'appréciation des moyens thérapeutiques en général, on n'a jamais voulu voir autre chose que l'action chirurgicale, dans les résultats obtenus. On devrait, il me semble, s'y prendre différemment. D'abord, ce serait se méprendre étrangement que d'accorder une grande valeur à ces exemples de guérisons, en quelque sorte miraculeuses, qui se sont effectuées seules, quand on croyait le trépan bien indiqué. Il ne s'agit pas de savoir, en effet, si le mal, sans l'opération, conduira nécessairement le blessé dans la tombe, mais seulement si l'opération est le meilleur remède du mal. Une remarque pareille s'applique à toutes les grandes opérations. Un malade condamné à perdre un membre par l'amputation et qui guérit sans subir cette mutilation, ne prouve point que l'opération était mal indiquée. Supposons que vingt blessés soient dans ce cas, et qu'en essayant de les soustraire tous à l'amputation, on parvienne à en guérir cinq. Supposons ensuite, que de vingt autres qu'on aurait tous amputés, douze se soient rétablis, croira-t-on que les cinq membres conservés dans la première supposition puissent compenser la perte des sept individus qu'elle accorde ? Pour le trépan, c'est exactement la même chose. Ce serait sans doute aller au-delà du possible, que d'espérer huit guérisons spontanées, sur vingt cas où le trépan aurait été bien positivement indiqué. Or, pense-t-on que l'opération ne réussirait pas au moins douze fois dans les mêmes circonstances ?

Tous les cas qui peuvent réclamer l'opération du

trépan ne se ressemblent pas. Les uns ne constituent que des maladies légères pour le moment; d'autres sont plus ou moins graves, et quelques-uns le sont excessivement dès le principe. Si, dans les premiers, on opère de bonne heure, les résultats seront naturellement très avantageux. Si on attend, au contraire, pour agir que des symptômes inquiétans se manifestent, ces mêmes cas rentreront dans la deuxième catégorie; et ici on doit compter sur un grand nombre d'insuccès. Il ne suffit pas, quand on parle du trépan, de dire vaguement qu'on l'a employé tant de fois avec tel ou tel résultat. D'autres détails sont nécessaires. Pour qu'une assertion semblable ait de la force, l'âge, l'état de santé habituelle, le genre de blessure, les affections concomitantes, les soins hygiéniques, le traitement général, doivent aussi être mentionnés. En un mot, il faut, avant de commencer, que le chirurgien se fasse d'abord deux questions relativement au trépan : 1° L'opération est-elle utile dans le cas qu'on a sous les yeux? 2° Permettra-t-elle d'atteindre le mal? Ces deux points résolus, l'opération n'est plus rien; mais après, il faudra, pour conclure utilement, se garder de confondre toutes les indications dissemblables.

SECTION I.

Indications résumées.

Au demeurant le trépan me paraît indiqué :

1° Dans les plaies de tête avec contusion des os, décollement du péricrâne et de la dure-mère ;

2° Dans les nécroses qui portent sur toute l'épaisseur de l'os affecté ;

3° Dans les fractures sans enfoncement, et sans esquilles, lorsqu'elles sont accompagnées de contusions violentes, ou d'épanchemens sur la dure-mère ;

4° Dans les fractures avec esquilles, s'il n'y a pas entre les fragmens un vide considérable ;

5° Dans les fractures avec enfoncement, à moins que la dépression ne soit très légère, et n'entraîne aucun accident de compression ;

6° Dans le cas de corps étrangers, situés de manière à pouvoir être atteint par les moyens chirurgicaux, à l'intérieur, ou dans l'épaisseur des os du crâne.

7° Dans les épanchemens de quelque nature qu'ils soient, et quel qu'en soit le siége ;

8° Dans tous les cas de compression assez prononcée, pour troubler les fonctions cérébrales ;

9° Dans la contusion du cerveau, accompagnée de symptômes de suppuration ou de paralysie;

10° Dans quelques cas de douleur fixe et persistante sur un point du crâne anciennement blessé;

11° Pour des accidens convulsifs, nerveux ou épileptiques, se rattachant à la même cause;

12° Pour l'extraction ou l'enlèvement des tumeurs, des fongus, des divers productions qui peuvent se développer sur la dure-mère, à la suite d'une plaie de tête.

Section II.

Contre-indications.

L'opération ne doit pas être pratiquée :

1° Lorsque la mort du malade paraît très prochaine, et qu'il a déjà les bronches obstruées par du mucus, ou les poumons engoués, enflammés en arrière par hypostase;

2° Quand la contusion des os est légère, et sans complication;

3° Si la fracture occupe la base du crâne, ou s'étend largement jusque-là;

4° Dans les fractures simples, sans déplacement ni esquilles, ni contusions manifestes;

5° Lorsque les corps étrangers sont comme perdus soit dans le cerveau, soit dans le crâne;

6° Dans les épanchemens de sang diffus, ou très petits, ou très vastes;

7° Si l'épanchement de pus est étendu en nappe, et non circonscrit;

8° Lorsque la compression ne cause pas de paralysie, et dépend d'une cause arrivée sur le champ à son plus haut degré de force;

9° Si les accidens dépendent uniquement de la commotion;

10° S'il y a inflammation générale, érysipélateuse ou parenchymateuse de l'encéphale;

11° Enfin, si le malade est en même temps affecté de quelque autre lésion, ou mortelle, ou seulement très grave.

QUATRIÈME PARTIE.

SUITES DE L'OPÉRATION DU TRÉPAN.

Les suites de la trépanation sont de plusieurs sortes, et forment un des points les plus curieux de notre question ; malheureusement le temps nous presse, et nous pourrons à peine l'aborder. Quelques unes de ces suites sont des accidens. Les autres ont presque nécessairement lieu, quel que soit d'ailleurs le résultat de l'opération, quand le malade continue de vivre. Parmi les premières, se trouve l'hémorhagie soit de l'artère méningée, soit des sinus veineux, par exhalation, ou de toute autre manière; mais c'est une suite dont je n'ai pas à m'occuper et dont il a déjà été question (partie 2, pag. 129 et 137).

L'inflammation, soit des méninges, soit du cerveau, soit des parties externes, est dans le même cas. Il n'y a rien là, qui appartienne en propre à l'opération du trépan.

Ce qui doit spécialement fixer notre attention, ce sont la tendance du cerveau à s'engager dans l'ouverture du trépan, les fongosités ou les tumeurs dont cette tendance peut être la source, le mode de cicatrisation de la plaie et les changemens qui finissent par s'opérer dans la forme du crâne.

CHAPITRE Ier.

Tumeurs par le trou du trépan.[1]

Ces tumeurs sont de plusieurs espèces, les unes venant du cerveau, les autres de la dure-mère.

Sect. 1re. *Exubérance cérébrale.*

Lorsque la boîte osseuse du crâne est ouverte sur un point, et que la masse encéphalique est à nu, le ressort du tissu nerveux n'étant plus contrebalancé, fait que la portion libre du cerveau se raréfie peu à peu dans le trou, s'y épanouit, et cherche même à en sortir. C'est un phénomène que tous les chirurgiens ont noté, et dont M. Flourens (Mém. sur les exubérances du cerveau par l'ouverture du trépan. 1830.), a récemment expliqué le mécanisme, par des expériences bien faites sur des pigeons et des lapins. On ne l'observe bien entendu, que si la dure-mère a été incisée. Étant dû à la force expansive, autant qu'au ressort proprement dit de la substance cérébrale, il doit être d'autant plus prononcé, que le cerveau se trouve plus irrité ou gonflé. Il est moins marqué, quand le trépan tombe sur un épanchement un peu considérable soit de sang, soit de pus entre les membranes, que dans le cas de corps étrangers, ou d'abcès dans le cerveau, et même que dans le cas de contusion profonde. On connaît la raison de cette différence, entièrement due, à ce que dans le premier cas le cerveau maintenu, refoulé sur lui-même pendant quelque temps, a perdu ainsi une partie de son expansibilité, tandis que dans le deuxième, cette dernière propriété est encore augmentée par l'irritation de l'organe. Ce que nous avons dit de la compression dans un autre chapitre donne à penser que l'intensité de cet accident doit être en raison inverse des dimensions de l'ouverture du crâne. C'est qu'en effet, la force d'expansion et le ressort du cerveau, étant alors concentrés vers la couronne du trépan, il arrive ce qu'on voit dans une plaie pénétrante de l'abdomen. Si l'ouverture est étroite, une portion de viscères vient s'y étrangler. Quand elle est large au contraire, ils restent plus facilement en place. Aussi voit-on parfois le cerveau subir une sorte d'étranglement dans le passage que lui a préparé le trépan, et se montrer au dehors sous forme de champignon ou de fongus, quand on s'est borné à une seule perforation; tandis qu'on n'observe rien de semblable dans les grandes déperditions de substance. Il suit de là que la meilleure manière de prévenir ou de faire disparaître un pareil accident, n'est pas d'exciser l'exubérance cérébrale à mesure qu'elle fait saillie ni de la comprimer; mais bien de chercher à obtenir une ouverture plus grande que moindre, et de combattre l'irritation ou l'afflux des liquides dans le crâne par tous les moyens posssibles. On peut consulter là dessus le dernier mémoire de M. Larrey, et le travail de M. Flourens.

Sect. 2. — *Tumeurs hématiques.*

Que la dure-mère ait été incisée ou non, mais surtout quand elle est restée intacte, il peut se former dans la plaie, un corps qui finit par remplir l'ouverture du trépan, et par prendre un développement quelquefois considérable; ce corps, qui semble de la même nature que les tumeurs fongueuses de la dure-mère, est parfois tout à fait étranger à la substance du cerveau, et si plusieurs chirurgiens ont cru le contraire, c'est qu'on ne savait point encore le distinguer de l'exubérance médullaire dénaturée. A quoi attribuer la cause de ces tumeurs? Abernethy prétend qu'elles viennent de quelques concrétions sanguines dégénérées. Pour moi, je ne serais pas éloigné d'adopter une semblable opinion, et je l'ai déjà dit dans une autre occasion (thèse sur les contusions). Les transformations nombreuses que le sang paraît subir, une fois qu'il est sorti de ses voies naturelles, quoiqu'en contact avec les tissus vivans, sont si nombreuses, que je ne vois rien qui répugne dans cette hypothèse. Cependant on aurait tort de refuser aux tissus eux-mêmes, à la pie-mère, à la dure-mère; aux os, au cerveau la faculté de subir des transformations fongueuses dans le trou du trépan. Il faut même convenir que les deux observations d'Abernethy laissent considérablement à désirer sous le rapport du développement et de l'anatomie pathologique de ces tumeurs singulières. Au surplus voici ces observations :

Première observation. — Homme de 40 ans. — Fracture du crâne par la chute d'une pierre, avec dépression, symptômes de commotion durant les premiers jours. — Trépan. — Le premier jour, délire, coma. Issue, le dixième jour, d'une tumeur grosse come un œuf de poule. La pie-mère qui la recouvre est enflammée, et laisse exsuder un fluide sanguinolent. La tumeur augmente.—Mort le douzième jour. On trouve une tumeur noire, à surface irrégulièrement granulée, semblable à un caillot de sang, et dont la base repose sur la dure-mère. En l'enlevant, on trouve que la dure-mère et la pie-mère n'adhèrent point à l'endroit où est implantée la tumeur. Elle paraît venir de la substance cérébrale même, un pouce au dessous de sa surface.—Sa substance est celle d'un caillot de sang.

Deuxième observation.—Un menuisier.—Fracture et dépression du pariétal droit, par suite d'un éboulement. Symptômes de commotion grave.—Trépan, le premier jour. Hernie du cerveau au douzième jour, par le point trépané et qui augmente rapidement.—Mort le lendemain.

La dure-mère est tapissée à sa face interne par une légère couche purulente. La tumeur herniée est formée par du sang coagulé, déposé dans la partie médullaire du cerveau. Sa cavité contenante est d'un pouce de diamètre environ. Ses parois semblent être formés par de la matière cérébrale condensée.

En résumé, M. Abennethy pense que les tumeurs qui ont été décrites jusqu'à présent, sous le nom de hernie cérébrale, ou qui ont été considérées par Louis, comme des anévrismes, ne sont autre chose que des tumeurs semblables, dans le plus grand nombre des cas, à celles qu'il vient de décrire lui-même.

Il pense en outre que ce peuvent-être des épanchemens formés dans l'épaisseur de la substance cérébrale, et qui, réprimés un moment, par la pression des os du crane ou des méninges, poussent sans cesse ces parties et se font jour à travers l'orifice du trépan, en entraînant en avant la pie-mère et une lame de substance cérébrale qui s'amincit de jour en jour, et finit par se rompre; tellement que les malades succombent quelquefois à une hémorrhagie. La rapidité avec laquelle se forme cette tumeur, son défaut de structure organique, ne permettent pas de croire qu'elle soit autre chose qu'un caillot, et non un fongus véritable, développé à la surface de la pie-mère ou de la dure-mère.

Si la tumeur ne se faisait pas jour au dehors, elle pourrait s'aggrandir au dedans, du côté des ventricules et déterminer une apoplexie. C'est pourquoi le trépan dans des cas pareils, n'est pas un accident fâcheux auquel on puisse attribuer la hernie cérébrale. Tout au contraire, en favorisant la sortie de cette hernie au dehors, il donne quelques chances pour sa disparition, puisqu'on a vu des malades guérir ainsi.

L'auteur discute ensuite le traitement qui serait convenable dans le cas où on aurait affaire à une tumeur pareille. D'après lui, le mieux est de l'abandonner à la nature, si aucun accident ne se manifeste. S'il y a des accidens, il permet à peine de la comprimer légérement : Hill en a traité par la ponction ou les scarifications et s'en est bien trouvé.

Mais relativement au trépan, on doit conclure que d'après les faits rapportés, la hernie du cerveau ne peut en être considérée que comme un accident, puisque cette hernie n'a lieu que dans le cas où il y a un épanchement interne, et que, dans le cas d'épanchement, le trépan est plutôt favorable que nuisible, en ouvrant un passage à la matière et en l'empêchant de s'étendre au dehors.

Unc production du même genre, peut aussi naître du fond d'une plaie ordinaire du crâne, et, c'est une circonstance de plus à l'appui de l'idée d'Abernethy qui veut qu'elles aient leur source première, dans quelques caillots de sang épanché. M. Ficker en rapporte un exemple remarquable.

(Tumeur fongueuse de la dure-mère guérie au moyen de la ligature, par Ficker. — Journal de Chirurgie et d'Ophtalmologie, deuxième volume, deuxième cahier.)

10 ans.—Coup de pierre sur le pariétal gauche; plaie profonde, hémorahagie abondante, étourdissemens passagers. Un charlatan applique des

emplâtres; il s'élève du fond de la plaie, une tumeur qui s'accroît de jour en jour. Quatorze semaines après l'accident, M. Ficker voit le malade. A travers une ouverture du pariétal gauche, sortait une tumeur de la grosseur d'un œuf d'oie, d'un rouge pâle, saignant facilement, ayant des battemens isochrones à ceux du pouls, élastique et indolente. Les bords de l'ouverture osssseuse étaient recouverts par la tumeur poussée en avant. Il y avait paralysie incomplète du côté droit. — Application de poudre de sabine et d'alun. — Deuxième jour. Après l'enlèvement de la partie détruite, la tumeur est enveloppée près du trou avec une bandelette agglutinative, pour l'éloigner de l'os, et l'accoutumer à la pression. Le neuvième jour, la tumeur avait diminué d'un tiers, mais ses battemens étaient plus forts qu'avant. — Une ligature est appliquée sur sa base, et serrée avec le serre-nœud de Desault. Une constriction très légère amène des convulsions de la jambe droite; nausées, face rouge, yeux saillans. La ligature est promptement enlevée. — Les accidens disparaissent, et la tumeur s'accroît de nouveau. — Le quinzième jour, nouvelle ligature à peine serrée; elle détermine un peu de roideur dans les membres droits. La constriction est graduellement augmentée. Le trente-troisième jour, chute de la tumeur; la nécrose des bords de l'ouverture n'apporte aucun obstacle à la cicatrisation. — Au bout de quelques jours, M. Klein perfore ce bord en plusieurs points pour en hâter la séparation. Sortie de plusieurs esquilles, et guérison complète au bout de quatre mois.

Il nous paraît que, si dès les premiers jours, la base de la tumeur avait été mise à nu par quelques couronnes de trépan appliquées tout autour, M. Ficker aurait pu la lier plus facilement; qu'il aurait ainsi fait cesser les accidens de paralysie qui ne résultaient que de la gêne que la tumeur éprouvait, pour sa sortie au dehors, et enfin qu'il aurait évité la nécrose, qui obligea plus tard à perforer les deux bords de l'ouverture, accident dont la coïncidence retarda manifestement la guérison. (Chiron, 2e vol., 3e partie, p. 669. Siebold).

M. Walther, qui veut que ces fongosités s'élèvent à la fois de la dure-mère et des os, pense, lui, que leur traitement doit toujours commencer par l'application du trépan, et qu'ensuite on peut les abandonner à elles-mêmes, afin qu'elles tombent spontanément, ou bien, qu'on puisse en essayer la ligature ou la section.

Les frères Wenzel, qui employaient aussi le trépan pour les fongus de la dure-mère, veulent qu'on en applique les couronnes tout autour de la base de ces tumeurs, et que leur masse même soit enlevée avec le couteau, ou bien avec la main. Ils considéraient ces fongus comme le résultat d'une inflammation érysipélateuse de la dure-mère. (Journal de chirurgie, d'opthalmologie, 2e vol. quatrième cahier, page 571.)

CHAPITRE II.

Cicatrisation de la plaie.

Les suites naturelles du trépan varient, relativement à la fermeture de la plaie, selon qu'on réunit ou qu'on ne réunit pas immédiatement.

SECTION 1re. — *Réunion immédiate.*

La réunion immédiate peut être tentée de deux manières, ou bien, comme R. Mynors l'a conseillé le premier, comme MM. Passaquay, Marchand (thès., Strasb., etc.) et Gama l'ont prescrit depuis, on se borne à réappliquer les lambeaux de parties molles comme s'il s'agissait d'une plaie simple, ou bien on remet le disque osseux à la place d'où il vient d'être enlevé pour ramener les parties molles par dessus. Je ne parle pas de la méthode ancienne qui consistait à fixer là une plaque criblée, soit en or, soit en tout autre métal, et de l'abandonner dans l'épaisseur de la cicatrice, pour donner au cerveau un appui dont il ne peut que difficilement se passer, parce qu'il y a long-temps que ce procédé n'est plus employé par personne et qu'il mérite l'oubli où il est tombé.

Dans le premier cas, c'est à dire, lorsqu'on se borne à rapprocher les lambeaux du cuir chevelu, la dure-mère et les tégumens crâniens s'unissent au centre de la perforation. Les bords de l'os s'émoussent graduellement tout autour, comme ils le font au centre du moignon d'un amputé. Dans le second, quelques physiologistes ont cru que le disque osseux pouvait se recoller, reprendre vie et ne laisser par la suite aucune trace de la trépanation. Ce dernier fait est un cas d'ente animale, dont on s'est beaucoup occupé jadis, et que M. Walther entre autres croit avoir résolu par l'observation récemment.

§ 1er. *Recollement du disque osseux.*

Après avoir mis à découvert, au moyen d'une incision cruciale, le pariétal gauche et une portion du coronal d'un chien de moyenne taille,

M. Walther appliqua une petite couronne de trépan, tout près du sinus longitudinal. La dure-mère fut déchirée, et le sinus ouvert dans l'opération. L'hémorrhagie fut arrêtée au bout de cinq minutes par une compression exercée au moyen de la charpie: la pièce osseuse, complètement dépouillée des parties molles, fut replacée, et les tégumens furent maintenus en contact par la suture. Il n'y eut pas d'accidens; la réunion fut immédiate. Le chien fut tué un an après; le disque osseux était complètement réuni au reste du crâne, et on apercevait à peine la trace du cal. La pièce osseuse était d'un blanc plus pâle que le reste de la boîte du crâne; ce qui fit penser à M. Walther, que peut-être cette portion d'os, n'avait pas repris vie, mais était seulement enkystée par le cal. L'observation suivante vint, dit-il, lui prouver le contraire.

Un homme de trente-six ans reçut un coup de pierre sur le pariétal gauche, Les accidens immédiats furent passagers, et le blessé se crut guéri le sixième jour; mais bientôt il se développa des douleurs de tête qui, d'abord légères, augmentèrent par la suite, et revinrent par accès si violens qu'il en résulta une incapacité complète de travail. On épuisa sans succès tous les moyens connus. Enfin l'opération du trépan fut proposée, acceptée, et exécutée. M. Walther ne trouva rien d'anormal dans la partie, et replaça le disque osseux qui était complètement dépouillé des parties molles, et resté assez long-temps sur la table. Les tégumens furent maintenus par des bandelettes et une pression modérée. Les accidens furent légers et bornés à la plaie. La suppuration s'en empara et dura trois mois, pendant lesquels la douleur de tête disparut complètement. Dans la profondeur de la plaie, on voyait une pièce osseuse mobile. Au bout de ce temps, M. Walther en fit l'extraction ; l'esquille était formée par une portion de la table externe du disque osseux ; le reste s'était réuni au pourtour du trou, et se trouvait recouvert par des bourgeons charnus.

L'exfoliation suppose nécessairement la vie dans la portion d'os qui est le sujet de ce travail ; c'était la preuve de la réunion parfaite du disque osseux au crâne. Après l'extraction de cette esquille, la cicatrisation se fit rapidement et la guérison s'est maintenue.

Cette observation prouve selon l'auteur :

1° Que des parties complètement séparées du corps peuvent se réunir ;

2° Qu'il peut en être ainsi pour des portions d'os tout-à-fait dépouillées des parties molles.

Les conséquences qu'il en tire avec M. Merrem, relativement au trépan, sont que, dans tous les cas où il n'est pas indiqué de laisser l'ouverture libre, il est avantageux d'y remettre le disque osseux enlevé, et de réappliquer les lambeaux par dessus. Cet essai ne peut avoir d'inconvéniens, dit M. Walther, et peut être fort utile en garantissant bien mieux le cerveau des influences extérieures, que la substance fibro-cartilagineuse qui remplit ordinairement le trou. On abrège ainsi la cure, en diminuant les dangers de l'opération, dont on réduit en quelque sorte la pratique à une simple incision des parties molles, chose précieuse pour une opération si souvent entreprise d'après un diagnostic incertain. Quand même on ne voudrait pas obtenir l'occlusion immédiate du trou, il serait encore mieux, dit M. Walther, d'y placer le disque osseux qu'un sindon.

J'ajouterai que M. Dubreuil a vu dans plusieurs expériences faites sur des chiens, une véritable plaque osseuse soudée dans le trou fait par le trépan, et que M. Boyer de Montpellier dit avoir eu les pièces en main.

Tout ceci, cependant, est encore bien vague et sujet à bien des contestations. En admettant la possibilité des faits, il faudrait aussi en démontrer l'utilité. Quand on applique le trépan chez l'homme, les os sont le plus souvent malades. Alors comment espérer la réunion du morceau à replacer? Puis, c'est un corps étranger qu'on renferme dans la plaie et cela ne peut pas être sans inconvénient, quoi qu'en dise M. Walther.

§ 2. — *Travail osseux.*

S'il n'y a pas de suppuration après le rapprochement des lambeaux, les bords de l'os s'amincissent par degrés insensibles et semblent s'alonger vers le centre de la blessure ; c'est alors, que par la suite, la déperdition de substance se trouve reduite à peu de chose. Ce vide ne disparaît cependant jamais complètement, par la raison, d'une part, que le péricrâne a été détruit, de l'autre, que la dure-mère (qui ne semble pas, d'ailleurs, susceptible de servir à la reproduction des os) a le plus souvent aussi été altérée, et en troisième lieu, parce que le contact des parties molles suffirait à lui seul pour empêcher tout travail de reproduction concentrique.

SECTION II.

Réunion secondaire.

Lorsque le fond de la plaie suppure, c'est à dire lorsque la réunion immédiate n'est pas tentée ou obtenue, le travail de la cicatrisation est plus compliqué.

§ 1er. *Raréfaction de l'os.*

A partir du quinzième ou du vingtième jour, l'inflammation éliminatoire commence à détacher les bords tranchans du trou, bords qui finissent par s'exfolier. Le tissu osseux lui-même devient le siége d'un travail de cicatrisation fort curieux, et que M. Larrey a très bien observé. Il se vascularise, et ses petits vaisseaux, s'alongeant et s'ossifiant, donnent lieu à un prolongement qui peut fermer, en grande partie et à la longue, sous forme de lamelle, l'ouverture du crâne. J'ai vu aux Invalides, dans le cabinet de M. Larrey, des pièces où ce travail est évident, et un blessé sur lequel on le remarque très bien. La preuve que les choses se passent ainsi, c'est que plusieurs fois on a trouvé l'ouverture du trépan réduite à une sorte de pertuis.

La raréfaction du tissu ossenx produit encore un autre phénomène, qui montre bien que les os peuvent vivre et se gonfler autrement que par l'intermède du péricrâne ou de la dure-mère. Je veux parler de l'épaississement, de l'espèce de bourrelet qu'on remarque au pourtour du trou du trépan, et qui est quelquefois assez marqué pour former un relief sous la peau, ou une tumeur à l'intérieur du crâne. M. Larrey m'a aussi fait voir un exemple de ce dernier genre.

Un médecin de Philadelphie m'a rapporté un fait à peu près semblable.

Un jeune homme eut, dans un duel, un des os du crâne fracturé par une balle. Il fut trépané, guérit parfaitement, put reprendre ses occupations, et monter à cheval tous les jours. Mais un an après environ, il succomba subitement. On trouva au pourtour de l'orifice trépané, un bourelet osseux très considérable qui comprimait le cerveau ; ce jeune homme n'avait cependant présenté aucun symptôme capable de faire soupçonner cette disposition.

(La pièce existe dans le cabinet anatomique de de M. Physick, à Philadelphie).

Comme la cicatrice résultant de l'union de la dure mère avec les tissus extérieurs devient très dure, elle semble gêner l'épanouissement concentrique des tissus, et refouler, en quelque sorte, la raréfaction osseuse en dehors.

Quoi qu'il en soit, une fois que cette cicatrice est opérée, les tissus se durcissent et se tendent si bien dans certains cas, qu'on pourrait croire à la reproduction des os au dessous ou dans son épaisseur.

Peut-être cet endurcissement, cette tension, concourent-ils à la production d'un phénomène singulier, et qui, je crois, n'a encore été mentionné que par M. Larrey, comme suite de l'opération du trépan.

Le crâne, chez ces sujets, se déforme, s'applatit et se rétrécit manifestement du côté de la blessure, comme le fait la poitrine, par exemple, à la suite de l'empyrème. Quelques facultés de l'âme s'affaiblissent ou se pervertissent en même temps, et les malades restent ainsi avec une trace de lésion organique indélébile dans le cerveau. Il existe encore actuellement aux Invalides un individu que M. Larrey donne comme offrant un exemple de cet état, et que j'ai pu moi-même observer.

§ 2. — *Densité de la cicatrice.*

La solidité de la cicatrice crânienne, jointe à ce que le ressort et la force expansive du cerveau sont d'autant moindres que la perte des os a été plus considérable, explique en outre comment une foule de blessés ont pu se rétablir malgré la destruction d'une grande partie du crâne, comment il se fait que la multiplicité des couronnes de trépan soit si peu dangereuse. La liste cijointe montre jusqu'où on peut aller sous ce rapport, et prouve que des malades ont pu supporter sans danger :

— 5 couronnes. (Pouperinne).
— 5 cour. (Pagès.)
— 5 cour. (Schmucker.)

— 7 cour. (par Spigelius.)

— 7 cour. (le prince d'Orange, rapporté par Solingen).

— 7 cour. (Probescht sur le temporal droit).

—7 cour. (ancien Journ. de médec. t. 87. p. 452. Malade âgé de 10 ans).

— 7 cour. Deux observations par Desportes. (Plaies d'armes à feu, p. 383, 388.)

— 12 cour. pour sang épanché à demi concret.

— 13 cour. Gooch (Plouquet, t. 4, p. 437, 2e édit.).

— 20 cour. Saviard.

— 27 cour. par Chadborn, sur le prince de Nassau.

Quesnay cite un cas (cinquième observation) où l'on fut obligé d'appliquer douze couronnes de trépan. La fille guérit.

Le même auteur dit (Acad. de chir., tom. 1er, p. 195 (sixième observation), que chez un enfant qui avait fait une chute, tout le pariétal se détacha, que la dure-mère se couvrit de bourgeons vasculaires, et qu'il se fit une cicatrice solide (Sarrau).

Il dit aussi (septième observation) qu'un soldat avait reçu un coup à la suite duquel se détacha une portion du pariétal grande comme la main. (Raiger).

Quesnay raconte encore (huitième observation.) que dans un cas, non seulement il y eut destruction de tout un pariétal, mais encore de quelques os wormiens. (Blegny). Il se fit néanmoins une cicatrice solide.

Loyseau (obs. méd. ch., p. 76-1617) raconte un fait encore plus curieux. Le voici ; je laisse parler l'auteur :

« Le roi de Navarre étant à Bergerac l'an 1586, ses Suisses logés au bourg de la Magdelaine, et moi chez un pauvre cordonnier, là où on lui faisoit du désordre, défraudant et prodigalisant son bien ; le pauvre homme s'y voulant opposer et se faschant contre eux, il y en eut un qui prit une grosse buche du feu et lui en donna de toute sa force sur la teste, dont il l'assomma. Lors M. Martel et M. Le Gendre, chirurgiens du roi, le vinrent voir, auquel ne voulurent toucher le croyant mort, et le laissèrent sans le panser. Je le vins voir et soudain avec les doigts je lui tirai presque *tous les deux pariétaux*, et connaissant qu'il n'étoit pas mort, combien qu'il n'y avoit aucun mouvement en tout son corps, sinon bien peu aux artères, il guérit avec le temps, mais il demeura plus de deux mois qu'on le nourrissoit de potages, lui mettant dans la bouche sans ouvrir les yeux, que quelquefois faisant ses excrémens sous lui sans le sentir ni parler. Enfin, dans cinq ou six mois on le leva, et étant fortifié se traîna par ville avec un bâton, paralytique de la moitié du corps, parlant, et a vécu plus de trente ans mendiant. »

Dans un cas rapporté par M. Marin, (Thèse, Strasb. 26 brumaire an 12), où il s'agissait d'un coup de marteau sur la bosse frontale gauche, et où des signes d'épanchement s'étaient développés le vingt-quatrième jour, on trépana. Le lendemain il s'écoula du pus en abondance. Plus tard on enleva la portion verticale du frontal, et une grande partie des pariétaux. Le malade guérit sans accidens.

Dans deux autres circonstances, on enleva une grande partie du pariétal, et la guérison suivit de près.

Un homme avait été blessé d'un coup de sabre, qui avait endommagé une grande portion du pariétal qu'on enleva. La plaie, que l'on réunit, se guérit très bien.

Selon cet auteur aussi, la perte de substance faite au crâne par le trépan, est d'abord rétrécie par une substance osseuse, puis en partie fermée par une espèce de membrane plus mince et plus tendre, laissant un pertuis dans le centre de l'os. Il est disposé à croire que l'os ne se reproduit pas. (fig. 2.)

Quelquefois cependant, assez souvent même, la cicatrice du trépan reste fort mince et assez souple. Dans le cas précédent, on sent en général très bien les mouvemens du cerveau à travers. Ici les mouvemens sont aussi prononcés; mais de plus, pour peu que l'ouverture ait une certaine étendue, le malade est exposé à une certaine expansion du cerveau, qui pourrait n'être pas sans inconvénient. Un véritable encéphalocèle, semble même pouvoir en être la suite. Aussi fait-on porter à ceux qui ont été trépanés, une plaque capable de remplir la dépression du crâne, et de retenir la masse cérébrale dans ses limites naturelles. Autrefois, cette plaque était en or, en argent ou en plomb, et quelques malades des Invalides en portent encore de semblables; mais Paré, Lapeyronie et M. Larrey, ont fait voir que le cuir ou le carton bouilli doivent être préférés à cause de la propriété calorifique des plaques métalliques. Je voulais dire un mot aussi des facultés auditives que semble posséder les cicatrices du crâne après l'opération du trépan, et sur lesquelles un des aides de M. Larrey, M. Périer, et M. Larrey lui-même, ont appelé récemment l'attention; mais le temps ne me l'a pas permis. Je regrette enfin de n'avoir pas fait assez largement usage des faits aussi nombreux que remarquables publiés par M. Larrey fils. (Relation chirurg. des événemens de juillet 1830, et histoire chirurg. de la citadelle d'Anvers, 1833), et qui, quoique contraire au trépan en apparence, ne laissent pas que de lui être assez favorables. Presque tous les blessés qui se sont rétablis, en effet, ont eu des fractures avec perte de substance, et se sont trouvés dans les mêmes conditions que si on les eût trépanés. J'en dirai autant de ceux qu'a fait connaître M. Paillard à l'occasion du siége d'Anvers. (Relat. du siége de la citadelle d'Anvers, etc. 1833), et qui sont au nombre de quatre.

FIN.

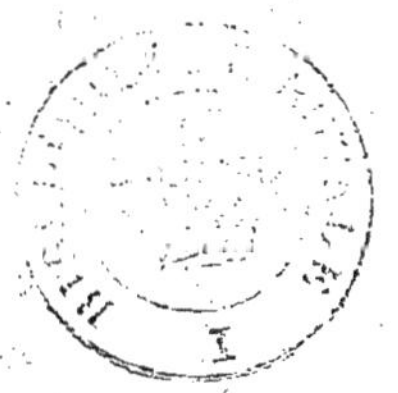

TABLE DES MATIÈRES.

FIN DE LA TABLE.

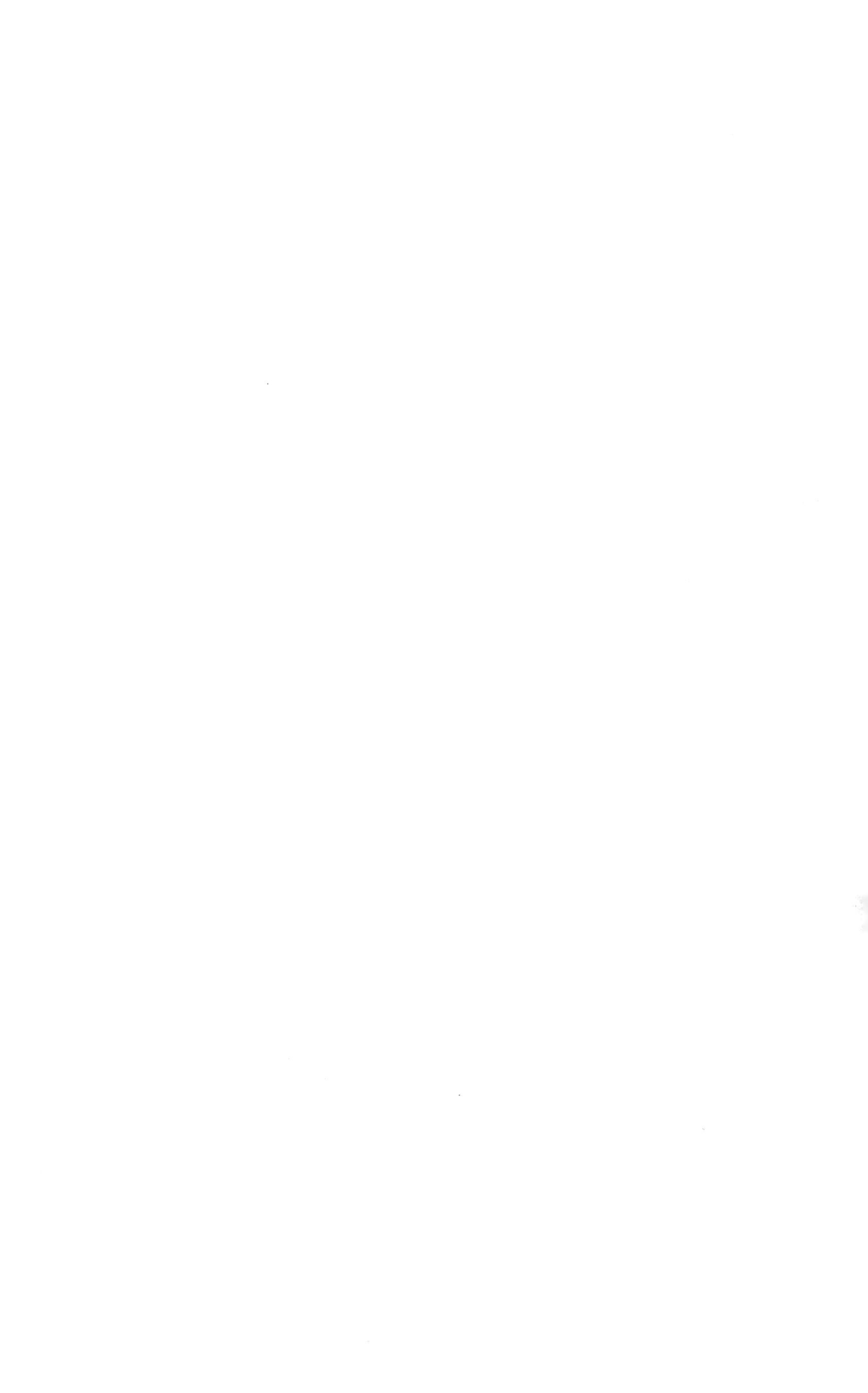

www.ingramcontent.com/pod-product-compliance
Ingram Content Group UK Ltd.
Pitfield, Milton Keynes, MK11 3LW, UK
UKHW012018240726
13965UKWH00002B/448